養生叢書 5015

醫經秘錄

華陀◎著

大元書局／出版發行

華陀醫經秘錄目次

醫經秘錄總目

第一節　別類

(甲)動物類　(一)胎類　(二)卵類　(三)濕類　(四)化類

(五)各類

(乙)植物類　(一)仁核類　(二)種實類　(三)化種結種類

第二節　辨物

(甲)理類　(一)靜悟類　(二)觀物類　(三)感性類

(乙)欲類　(一)正命類　(二)反省類　(三)自知類

第三節　審時

(甲)生生類　(一)發育類　(二)靜育類　(三)達生類

卷三

第三章 醫理要素

第一節 剖節

第二節　解絡

第三節　化體

第四節　分野

(甲)潔蒼類 (一)雲化類 (二)蒸化類 (三)通化類

(乙)空色類 (一)變幻類 (二)靈色類 (三)化化類

第三節 適性

(甲)功養類 (一)內省類 (二)外喻類 (三)省獨類

(乙)認源類 (一)認 類 (二)涵 類 (三)育中類

第四節 和味

(甲)陽和類 (一)辛 類 (二)鹹 類 (三)甘 類

(乙)適經類 (一)酸 類 (二)苦 類 (三)均適類

像畫仙華

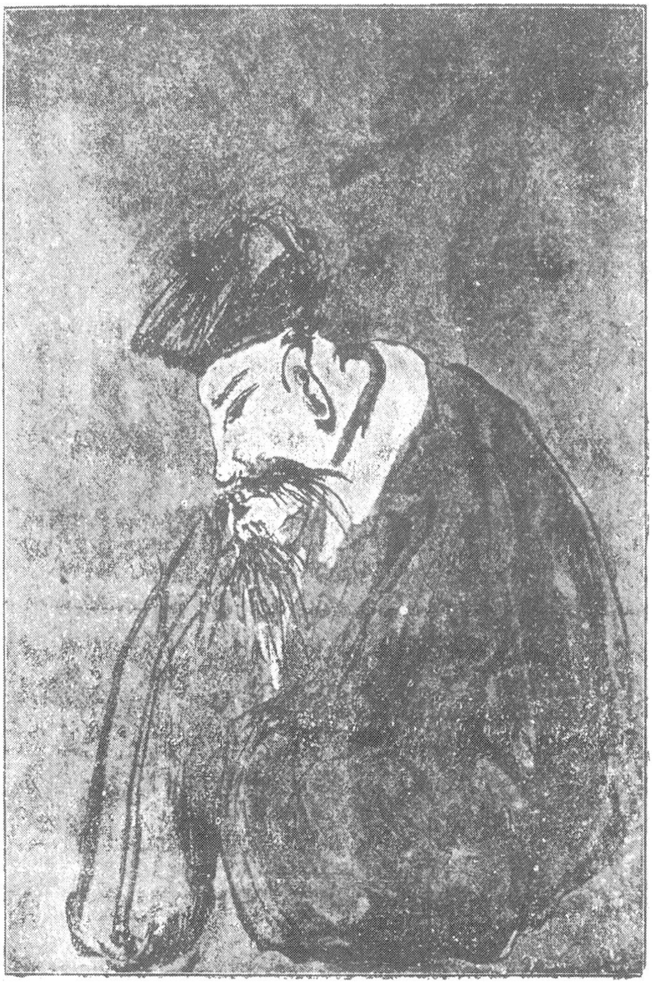

華仙陀傳 錄後漢書

華陀字元化沛國譙人也一名旉遊學徐土兼通數經曉養性之術年且百歲而猶有壯容時人以爲仙沛相陳珪舉孝廉太尉黃琬辟皆不就精於方藥處齊不過數種心識分銖不假稱量針灸不過數處裁七八九若疾發結於內針藥所不能及者乃令先以酒服麻沸散既醉無所覺因刳破腹背抽割積聚若在腸胃則斷截湔洗除去疾穢既而縫合傅以神膏四五日創愈一月之間皆平復

陀嘗行道見有病咽塞者因語之曰向來道隅有賣餅人蓱虀甚酸可取三升飲之病自當去即如陀言立吐一蛇乃懸於車而候陀時陀小兒戲於門中逆見自相謂曰客車邊有物必是逢我翁也及客進顧視壁北懸蛇以十數乃知其奇又有一郡守篤病久陀以爲盛怒則差乃多受其貨而不加功無何棄去又留書罵之太守果大怒令人追殺陀不及因瞋恚吐黑血數升而愈又有疾者詣陀求療陀曰君病根深應當剖破腹然君壽亦不

過十年病不能相殺也病者不堪其苦必欲除之陀遂下療應時愈十年竟死廣陵太守陳登忽患匈中煩懣面赤不食陀脉之曰府君胃中有蟲欲成內疽腥物所爲也即作湯二升再服須臾吐出三升許蟲頭赤而動半身猶是生魚膾所苦便愈陀曰此病後三朞當發遇良醫可救登至期疾動時陀不在遂死曹操聞而召陀常在左右操積苦頭風眩陀針隨手而差有李將軍者妻病呼陀視脉陀曰傷身而胎不去將軍言間實傷身胎已去

矣陀曰案脈胎未去也將軍以爲不然妻稍差百
餘日復動更呼陀陀曰脈理如前是兩胎先生者
去血多故後兒不得出也胎既已死血脈不復歸
必燥著母脊乃爲下針并令進湯婦因欲產而不
通陀曰死胎枯燥勢不自生使人探之果得死胎
人形可識但其色已黑陀之絕技皆此類也爲人
性惡難得意且恥以醫見業又去家思歸乃就操
求還取方因託妻疾數期不反操累書呼之又勅
郡縣發遣陀恃能厭事猶不肯至操大怒使人廉

之知妻詐疾乃收付獄訊考驗首服荀彧請曰陀方術實工人命所懸宜加全宥操不從竟殺之陀臨死出一卷書與獄吏曰此可以活人吏畏法不敢受陀亦不強索火燒之初軍吏李成苦欬晝夜不寐陀以爲腸癰與散兩錢服之即吐二升膿血於此漸愈乃戒之曰後十八歲疾當發動若不得此藥不可差也復分散與之後五六歲有里人如成先病請藥甚急成愍而與之乃故往譙更從陀求適値見收意不忍言後十八年成病發無藥而

死廣陵吳普彭城樊阿皆從陀學普依準陀療多所全濟陀語普曰人體欲得勞動但不當使極耳動搖則穀氣得銷血脉流通病不得生譬如戶樞終不朽也是以古之仙者爲導引之事熊經鴟顧引挽要體動諸關節以求難老吾有一術名五禽之戲一曰虎二曰鹿三曰熊四曰猨五曰鳥亦以除疾兼利蹏足以當導引體有不快起作一禽之戲怡而汗出因以著粉身體輕便而欲食普施行之年九十餘耳目聰明齒牙完堅阿善針術凡醫

咸言背及匈藏之間不可妄針針之不可過四分而阿針背入一二寸巨闕匈藏乃五六寸而病皆瘳阿從陀求方可服食益於人者陀授以漆葉青黏散漆葉屑一斗青黏十四兩以是爲率言久服去三蟲利五藏輕體使人頭不白阿從其言壽百餘歲漆葉處所而有青黏生於豐沛彭城及朝歌間漢世異術之士甚衆雖云不經而亦有不可誣故簡其美者列于傳末

孫仙思邈傳

錄舊唐書

孫思邈京兆華原人也七歲就學日誦千餘言弱冠善談莊老及百家之說兼好釋典洛州總管獨孤信見而歎曰此聖童也但恨其器大難爲用也周宣帝時思邈以王室多故隱居太白山隋文帝輔政乃徵爲國子博士稱疾不起嘗謂所親曰過五十年當有聖人出吾方助之以濟人及太宗即位召詣京師嗟其容色甚少謂曰故知有道者誠可尊重羨門廣成豈虛言哉將授以爵位固辭不

受顯慶四年高宗召見拜諫議大夫又固辭不受上元元年辭疾請歸特賜良馬及鄱陽公主邑司以居焉當時知名之士宋令文孟詵盧照鄰等執師資之禮以事焉思邈嘗從幸九成宮照鄰留在其宅時庭前有病梨樹照鄰爲賦其序曰癸酉之歲余臥疾長安光德坊之官舍父老云是鄱陽公主邑司昔公主未嫁而卒故其邑廢時有孫思邈處士居之邈道合古今學殫數術高談正一則古之蒙莊子深入不二則今之維摩詰其推步甲乙

度量乾坤則洛下閎安期先生之儔也照鄰有惡疾醫所不能愈乃問思邈名醫愈疾其道何如思邈曰吾聞善言天者必質之於人善言人者亦本之於天天有四時五行寒暑迭代其轉運也和而爲雨怒而爲風凝而爲霜雪張而爲虹蜺此天地之常數也人有四支五藏一覺一寢呼吸吐納精氣往來流而爲榮衛彰而爲氣色發而爲音聲此人之常數也陽用其形陰用其精天人之所同也及其失也蒸則生熱否則生寒結而爲瘤贅陷而

爲癰疽奔而爲喘乏竭而爲燋枯診發乎面變動乎形推此以及天地亦如之故五緯盈縮星辰錯行日月薄蝕孛彗飛流此天地之危診也寒暑不時天地之蒸否也石立土踊天地之瘤贅也山崩土陷天地之癰疽也奔風暴雨天地之喘乏也川瀆竭涸天地之燋枯也良醫導之以藥石救之以鍼劑聖人和之以至德輔之以人事故形體有可愈之疾天地有可消之災又曰膽欲大而心欲小智欲圓而行欲方詩曰如臨深淵如履薄冰謂小

心也赳赳武夫公侯干城謂大膽也不爲利回不爲義疚行之方也見機而作不俟終日智之圓也思邈自云開皇辛酉歲生至今年九十三矣詢之鄉里咸云數百歲人話周齊間事歷歷如眼見以此參之不啻百歲人矣然猶視聽不衰神采甚茂可謂古之聰明博達不死者也初魏徵等受詔脩齊梁陳周隋五代史恐有遺漏屢訪之思邈口以傳授有如目觀東臺侍郞孫處約將其五子侹儆俊佑佺以謁思邈思邈曰俊當先貴佑當晚達佺

最名重禍在執兵後皆如其言太子詹事盧齊卿童幼時請問人倫之事思邈曰汝後五十年位登方伯吾孫當爲屬吏可自保也後齊卿爲徐州刺史思邈孫溥果爲徐州蕭縣丞思邈初謂齊卿之時溥猶未生而預知其事凡諸異迹多此類也永淳元年卒遺令薄葬不藏冥器祭祀無牲牢經月餘顏貌不改擧屍就木猶若空衣時人異之自注老子莊子撰千金方三十卷行於代又撰福祿論三卷攝生眞錄及枕中素書會三教論各一卷子

行天授中為鳳閣侍郎

醫案秘錄

四

醫經秘錄序

慨夫道德淪亡也久矣欲挽頹風振靡俗必自靜持靜本乎無爲而法於自然補闕之功回天之力於斯爲善蓋道亡流於狂德喪流於賊狂疾賊病心先死已心死身存枯質而已今也嗜欲日深心氣愈險狂賊更流爲大不眚其不眚者非天不眚也自招之耳故諸聖代興講道論德譬仁喻義不憚舌敝唇焦者爲普拯也夫人民處水火之中尤甚於疾病也縱耳目之欲極聲色之好謀道之旨

一變爲謀利之心其不以性命爲孤注者鮮矣良知良能悉被私欲所侵華師本岐師之眞傳揚仁風於億兆其爲醫也宗醫於未疾而對症以發大藥其爲藥也心身中各具之良藥非世俗重花蒂草本之倫也故治疾者果能遵斯道而行雖一朝刃十二牛有不迎刃而解者乎世之求醫者於未疾而節愼克省庶幾讀醫經有所識途矣是爲序

太歲辛酉九月十一日思邈孫氏謹序

緣起

神農氏曰天外炁化地外質成無炁質以化成則天地將焉有依無天地以覆載則萬物將焉有賴無萬物殖生蕃衍則天地之博厚高明悠久將何所恃而顯著不朽也故曰生萬物者天地也成天地者萬物也而其所以生成之者炁化靈感也太素之初渾然虛空蒼然無物何者是炁何者是靈何者是質何者是形炁靈俱昧質形無分圓淨寂明毫無渣滓虛靜粉碎毫無影臭洎乎混沌鑿竅

形本始現一竅鑿而炁變二竅鑿而神化三竅鑿
而質成四竅鑿而形具五竅鑿而魂升六竅鑿而
魄伏七竅鑿而靈洩故天一生水地六成之炁化
之源也天三生木地八成之質化之本也地二生
火天七成之形化之樞也地四生金天九成之神
化之紐也天五生土地十成之靈化之根也全其
炁藏其質掩其形凝其神虛其靈與道合體與妙
合眞則魂不擾魄不撓二豎不侵災沴不降其上
德之人乎慨夫中古以降文化愈進氣質愈弱惑

于甘醴美味者有之惑于令聲殊色者有之其他若勞心勞形攘名攘利率皆致疾之由種病之原上天以好生爲德見衆庶之迷惑沈淪愍焉憂之命聖者作教人審息切脉辨藥嘗味因天時之感觸察地利之適宜以其經絡相其生尅不過治天地鍾靈屬於人者若夫因人欲之鑿喪而欲以藥治之是猶挾泰山以超北海也何以故令人心隱詐利欲薰心今日治之明日貪欲十暴一寒雖有神醫亦未能操其必勝也惟願世人速回本來跳

出苦海則疾病自却而天地之鍾靈亦無預於我矣

太歲辛酉五月十八日天士葉氏謹序

華仙陀自跋

余弱冠喜醫而未得其正宗也不惑前四紀得遇石笠師者未詳其姓氏亦弗知其里居也語余曰子眉闊而準隆他日必爲醫國手也是時余莫知其究竟然心素喜醫及聆長者之言心不覺怦然有所動已因跪叩顚末師曰子所習者皆醫人以味而不知自醫並未知勿藥而醫疾也今孺子尚可教吾以青囊中所藏者授汝不可褻慢遂解囊授余一轉瞬間而師倏然如黃鶴之杳矣余因囊

中所藏者擇而輯其十分之七名曰青囊以期宏渡普濟藉報師之慈願耳師何人天師岐伯之化身也

太歲辛酉十一月二十八日跋

醫經秘錄卷一

華仙陀著　　孫仙思邈述

第一章　大醫正流

經曰。無勞爾形。無搖爾精。乃可以長生。夫長生者。由無生而來也。無生者。不寓乎消長盈虛造化循環之謂也。故曰無勞無搖也。夫形者神之令也。而精者炁之宅也。舍壞則神蕩。宅動則炁散。神蕩則昏。氤散則疲。昏疲之身心。即疾病之媒介。是以善醫者。先醫其心。而後醫其身。其次則醫其未病。若夫以樹木之枝皮。花草之根蘖。醫人疾病者。斯為下矣。是大醫者道也。道之體包乎天地。道之用源乎三界。以道之體用。而醫乎疾病。無往不得其所。故曰合道之眞。行道之妙。以用乎醫。非大醫之正流。其孰能無影無臭不寂不滅而寓於斯哉。

第一節　別類

經曰。方以類聚。類者。種類而言也。夫天地之闔。宇宙之遠。種物蕃庶。類屬雜然。究其生生之初。莫不由烝化神感而來。然既名之曰類。其非一可知矣。類非一。必有別。茲別其類屬與烝質感觸者。詳分而晰列之。

(甲)動物類

(一)胎類。　凡物之靈者。莫過於動物。動物之所以靈者。以其具五行之全眞也。而動物之靈。又莫過於人者。以其含眞之至精者也。故動物之中。以胎爲最上乘也。胎受炁之初。靈之感。神之和。精之凝。而後造成。故靈也。神也。精也。三者相觸。神見眞生。眞生之次第。一月成泡。二三月成塊。而脉息動。四月心腎腦成。五月五官見。六月四肢備。七八月筋骨經絡全。血亦以次漸充。九十兩月溫養。俟熟自生。然亦有七八月而生者。即生亦必非壽强之徵。此指人而言。以其具十全神功之火候也。若夫牛羊馬駱犬豕虎豹之類。有三四月而生者。六七月而生者。有週歲而生者。過猶不及。皆傷靈之害也。過則火候太老。不及則太嫩。老則兇悍。嫩則險弱。兇悍則靈昏。險弱則靈頹。昏頹非貪則狠。此胎生各類所以不如人之靈。而爲人所役使驅害也。然人雖靈而性爲欲汚。故其靜專。又不如他胎類也。

(二)卵類　羽族本金水之精孳燠而生成。故其受炁之初。應神化神。觸而運極。其泡成之際。先具堅殼。與夫黃央。十時而後精⿰糸尋(音尋精之祖烝也。之湶(音洩蛋青原素也)漸次充盈。十三時後。即可出腹。產而爲卵矣。春氣融和。生長之間。故煖孵而常養。有十餘日而出殼者。有二十四日而出殼者。至多不過三十日者。以其含太陰之眞烝也。若夫卵類之最智者。莫過於鶻鴟。其靈全。其所稟受者亦至清至明。兇悍者莫過於鷹隼。其靈戾。其所稟受者。亦至厲至肅。其他如鵾鵬之大。鳳鸞之慈。下及雞鵝鴉雀。傍及杜宇子規鷓鴣鸚鵡之屬。或全神。或凝氣。要皆稟金水之正。即或有雜木火者。鴻鵠是也。故曰。卵之所以具者。象渾然之形也。兩儀未判。即有此理。是以煖孵之際。羽毛及兩目。利脣先化。此稟先天金水相生之義也。後則心肝腸等。相繼而成。其兩趾則於六日至八日之間始出。水生木之義也。是以稟肅殺嚴厲之氣者。其形巧。其質輕。其文麗。取水中眞陽藏眞火寓堅明文盛之義也。是金爲萬靈之母。水爲先天之本。中黃通理。即太極之模型也。吁卵類詎可忽而不究哉。

（三）濕類　水爲先天。本盡人而知。水藏眞陽。亦有詳明其說者。然中之奧未窺其端倪者。殆如恒沙量數。夫濕類鱗介之屬。然鱗爲濕類。固顯著易知而介甲者。則又迴異。玆就鱗屬而言。靈者莫過於龍也。龍性最淫。而壽極長。而神極凝。此宇宙間最疑難之大問題也。說者。或曰龍腎水太充耳。故龍取水多木腐之義也。殊不知生物之始。造物之初。即有龍也。龍爲先天萬物之祖。而人不了然也。今試執一人而問之曰。汝龍族之裔。彼必自以謂帝王後苗。若曰汝水中眞龍之裔。彼必忿然作色曰。龍之種有九。吾其魚也歟。吾其龜也歟。是也。迷本蔑祖甚矣。昔尼父崇道祖曰。老子其猶龍乎。見首而不見尾。夫尼父豈爲此虛枉之言以欺世哉。蓋以道之本。即人物之本。道之祖。即人物之祖。故讚美其名曰猶龍。猶者似之之詞也。且吾人欲見龍者多矣。而親見之者。則未也。劉氏豢龍。道之寓言。葉公好畫龍。心邪而妖興。見眞龍而懼。其所見者妖也。非龍也。德不勝。故妖現。夫龍爲物之祖烏可得而常。見觀人生水一語。可以悟其梗概矣。故濕類凡陸有者。而水皆有。水有而陸未或有者。以水得烈化之先也。魚蝦之屬。魣（音既卵魚子也）三日而墮。六日而游。（音救小魚將成未成之時也）七八九日而魚形備。蝦亦然。此指海水得眞烈使然也。若水在江河。有甘者。有苦者。故不能若是其速也。所以然者。濕類雖在水。而實具木火土資成之也。其形長。木也。其性燥而藉水爲生。土厚也。其鱗文而麗。火主文明之象也。噫。是玄奧之秘。烏得執世之智者而遍語之哉。

（四）化類

化者化生之義。物莫不從化育中來。然大體之物。具大化之神。而成形小體者。具小化之炁而成質。有此形必有此神。胎卵濕三類。是有此質。必有此炁。純化類是。夫萬物無不有形。無不有質。有此形質。神炁自賦。又何大小之體大小之化育云云。蓋天賦性命。務使各得其所而已。形大神全質。小炁弱。形神相通。斯享長祚。炁質假何。雖壽亦夭。故純化之物。多生於夏秋之交者、土潤溽暑。熱蒸於外。濕浸於內。水火既濟、精血滋化而爲物也。是以蝌蚪之屬不生於江湖、而生於汙池者。靜極處爲動所感也。陰極處爲陽所觸也。蜉蝣朝生而莫死。時令與炁質所賦也。他若雉入水化蜃。蛇化爲鼈。蜾祝螟蛉皆化之至神。亦炁之至通者也。故鷹能化鳩者。剛變柔也。豹產鹿者。陰化陽也。此生化變化二類。無不寓性命之正。賦陰陽之正軌也。故亦有自然之變之化者。虎乘風。走中飛類。鷄行地。飛中走類。蛤蟆行地。因濕土而化。又善泗水。此化中濕類。蟹龜水生而喜行地。又善伏熱濕之土。此又濕類中之走類化類也。鴨生於陸。亦喜水。又陸行。此又飛類中之走類濕類也。據上所述。與龍行天而徵證之。是非大而化其熟生之理、玄明之奧孰能預於此。故曰爲物不二。生物不測。大化之源生生不息。化理豈易言哉。

（五）各類　相通、化類、類有非其形而其生生受炁之初、與相近相似者、蛇龜與雞鶩鶴與人羊是也。夫胎類具四肢。卵類二翼二足。濕類二翼。以泗水化類具三類之體。而形巧而小。此理此型。盡人而知。若物類之通化。人亦有知者、而究莫知其理之所以然。夫鶴本胎生而類乃卵類。其故何也。鶴具五行之精。三才之靈。故胎生其所以爲形類羽族者。物極必返。窮極則變也。

然其形變而神不變者。以其得元素之眞。靈炁精。故無老死者。非仙去即化人。其胎息之功也。蛇本化類。而卵生者。蠱類之精。而道中所謂大魔是也。蠱蕩之氣。秋金肅厲至極者也。其炁受之初。夏熱極而忽遇雨。白露之後。炁涎變蠱而墮地。秋冬伏藏地中。至春陽上升。與卵類混化。故蛇之祖。鷄是也。及後薙草生而鷄不受蠱毒。亦無孕蛇卵者。於是蛇自爲一族。而爲鳳族化類矣蓋鷄在天爲庚。在地爲酉。蠱爲乙木屬風。爲辰屬土。乙與庚合。而爲卯生。辰與酉合。其形似龍。故曰魔也。此尼父所以惡紫亂朱。惡莠亂苗。惡鄉愿之亂道德也。此蛇之所以爲魔、爲毒、而譬於鄭聲麗姝甘醴訣口也。龜爲水精。木質亦卵生者。稟金天太乙之炁也。故其卵形與雞更橢圓也。然龜蛇相化。其理云何。曰其炁通也。龜觸金風惡戾之氣。則爲蛇。蛇感神化之靈。則化爲龜。若夫鱷鯨之屬。產時有卵有子。所以其數九十有九。九九爲陽數。其類也善。加九於九。過剛不中。其類也厲。易曰。亢龍有悔。是之謂也。噫、通化之類。即不測之理。可不極研而深究以爲濟世之需也哉。

乙植物類

經曰。動植之分。以靜寂與活動分言也。故分天圓地方。以形成質。別而爲動植之劃分線索也。動類未及詳言。故植類補之。

(一)仁核類。植物所賴以綿綿不絕生生不息者。以仁爲之善存。而核具堅固之力。又善保其仁也。經曰。天以仁生。地以仁成。生成不朽。復歸於春。春者。仁之謂也。當春之時。天地交泰。萬物滋化者。陰陽相和。各得其平。故仁字爲二人。即陰陽二炁也。二炁相平則相感。相感則相和。相和則滋生化。化則速。速則猛。猛則勇。故曰仁者必有勇。蓋炁之初化陰陽。皆暢舒其爲炁也。

得陽之上升而燰孳。得陰之下降而潤化。燰潤即氤氳構精之意。孳化即化醇化生之意。醇則核裂，生則核破。堅核裂破。即骨縫節解之義。觀植物仁核之化。即知動物人類之產生矣。夫荄與核通。春夏生長之際則爲核。秋冬收藏之際則爲荄。核字從木。眞陽洩滋木速生之意。荄字從草。眞陽保木根草蒂之意。從速者。賦性也。保固者正命也。賦性則發皆中節。正命則造化位育。蓋荄中寓命以待來年。正命者積善根於後裔也。核中存性。修身樂天者也。故松柏後彫。槐榆長年。其性厚。其本自固也。芙蓉榴棗之類。花葉美麗。實非享祚之資。其性浮也。間有長年者。非人類摧踐。斧斤斲傷。而時颶傾頹。是又不可預議。其苟免者。亦云幸矣。是以素其行者。不苟失其操者。其德深。其性厚。其仁堅。其心靈。梅類是也。梅具五行之正焉。純一不雜。故其爲花也。

非白即紅。白者。具金天生水之精。故潔如玉。而不染塵汚。先天初素之象。紅者、具火宮生土之鉛。故其色華麗。後天闢幽之象。生於嚴冬一陽將萌。實眞陽剛健之象。辦數爲五。具五行之象。以法則天地。而洩玄玄於象先也。故曰格致者。先察梅理。修齊者必察乎松柏。吁。仁核之時義大矣哉。

(二)種實類。　種實可以循環不息者。得烝化最中之理也。中其色爲黃。其數爲五。

五五週始。大道無端。故人物之生賴乎炁化。而其性命之養。端在穀食爲助。夫穀食受炁之初。本於知清。其性命則養於眞水之精也。是以靈炁最充者。先避寄養物料。避寄養料者。其神全。其炁固也。若夫有古以往。人欲日充。眞靈散而眞神馳。靈神散馳。炁何能固。必借寄養之力。以爲固本之資。此後天所以以脾胃爲本。而脾胃又假穀實以爲本也。蓋大地靈洩炁弱之後。非特動類。即植類。亦必假寄養爲助。當混沌而後。文物初昌。時皆順序。物各得所。雨澤之降以節。風露之來以和。故穀不待灌漑而自熟。其靈充也。其神全也。延及人物愈繁。食指愈衆。大地愈削愈薄。故有地土者。非肥料以資。甘泉以灌。不能成沃土高壤。而供寄養也。此消息之理。亦盛衰之由。故聖者憫造作者爲寄養。必有火毒。火毒熾則爲疾病。始分其瓜質色味以爲藥。因其正而補其偏。以其因而救其弊。猶恐不給。然後察地利之適宜。若稻屬金而宜於南。火尅金之義也。麥屬木而宜於西。金尅木之義也。豆屬水而宜於中。土尅水之義也。粱屬火而宜於北。水尅火之義也。穀屬土而宜於東。木尅土之義也。因其相生者。而資以相尅化之烝。此其所以養而無害也。至如百穀之類。穀種二十。菜種二十。菓實六十。加海錯山雜之類。雖不計其數。要皆宜於何地而為寄養之處也。人世用之。則可以袪疾。若濫服亦足無形以殺身。矧乎毒菌遍地。烝傳瀰空。而不預思養中之大患也哉。

(三)化種結種類。 夫萬物各具一類。各具一形。類所以別陰陽。形所以分烝精。陰受陽施而生者。化種是。烝感精移而生者。結種之類是。究不測之理。而準以循環錯綜。則固有不易之性理。又何喃喃咄咄以爲怪誕者乎。蓋天地之生。陰陽成之。陰陽之生。大道成之。故曰道生萬物。既名曰物。則天地亦物也。既名曰道。則小草亦道也。既明此道此物。以天地爲小草可也。以小草爲天地。亦惡乎不可。是物之生於道。皆稟二炁之化。其形有大小方圓長短動靜同異之分者。要眎乎其所受者之偏正耳。炁大則長。炁小則短。炁方則靜而同。炁圓則動而異。同異之分。動靜之質。皆形乎陰陽之多寡。陽多則動。陰多則靜。陽寡爲偏。陰寡亦偏。其偏者由於受氣之初偏。故其性形皆偏。而命亦偏也。卑汚之地著。注水而魚。涸則爲草。非其爲形有二。其種化使然也。其所以爲魚者。水土之炁化。其所以爲草者。火土之精溫也。其所以化之溫之者。二炁之偏枯。有以造成之也。此化化種之類。是楡可結梅。而柳可接桃。不知其理者、必以爲奇特。殊不知楡炁梅精。所以能合。

柳本桃枝。所以能融。若榆梅皆以其根結。柳桃皆以其本接。吾未見其能活能融。剏曰垂實放華。此結種原非有種也。結之而已。及追溯其所以能結生者。借寄生之本以爲本。而獨造乎正命以外之種也。噫。偏之爲害。古有明訓。世人奈何以太和之靈性慧命。而流入造作偏枯境域。豈不自痛自悲也耶。

第二節。辨物。

經曰。物以羣分。物即理也。有此理。必有此事。理在公則曰大道。在私則曰人欲。理欲之分。渺乎幾希。敎曰分乎欲之初起而遏之。辨乎理之已萌而形之欲之初起。思慮用事。理之已萌。人神感通。用乎思慮。則偏倚之見。露乎圭角。所謂毫釐千里。即在是。故必分而遏之。人神相通。公正無邪。坦坦蕩蕩。即克己復禮之功。故必辨而形之。以臻乎克念作聖之域。是夫辨此幾希之微。非具大智慧大靜定之功。曷克造乎門牆而入室也。茲將理欲分晰述之。

（甲）理類。

（一）靜悟類。　夫格物致知。使即物窮理而致吾本初之良知也。返本還元。要在於靜。靜定思空。然後靈覺。覺則時習。悟在是矣。方寸之木。可使高於岑樓。大廈將顛。一木能支。此極淺之理。而人皆知當然。未知其所以然者。未能悟故也。悟從心生。生則不空。去夫思識與其忘慮。斯即可靜而悟。

蓋思其人欲。識爲六賊。忘其本末。慮爲五魔。則萬念俱生。心何有所主。而絲牽木罣矣。必心如月明。念如水定。而後靜感乎動而大悟矣。靜中非枯木死灰。故其感也易覺。理也易悟。覺感者靈感也。理悟者神悟也。靈感神悟。百脉一貫。無不得其平。則虛烈空素。爲吾所陶鑄鎔化。又何思慮之苦。私欲之擾。二豎遠避。膏肓清澈。是非大樂之天。清虛之府。又何暇論乎六經十二絡四至五十候也吾故曰靜中悟空。致知之本。坦坦蕩。蕩却病之源。其然乎。其豈然乎。

(二)觀物類。　天地一大觀也。萬物一天地也。具清蒼之精。含弘厚之質。以覆育萬靈。此天地之所以爲天地也。具二炁之良。稟性命之正。以發育精神。而養靈充固者。此人所以爲萬靈之至靈也。故曰通一而萬事畢。此觀物所以爲至醫之正也。荄人之小。芥子之微。其中皆含有莫大莫容之理者。具不息不測之理故也。不息則緜緜。不測則玄玄。緜之又緜。是乃眞禪。玄之又玄。是乃眞谷。故正醫之流。率皆以禪爲息。以谷爲宗。息非呼吸。而宗出陰陽。大道之要。抛息逃宗。是爲上乘。大醫之本。忘息去宗。是爲得神。故觀鳶飛魚躍。可識天地之和沴。聽虎嘯龍吟。可辨風雲之變幻。其他若草木之微。烝化之感。有如聲之與響。形之與影。無非此唱彼和。毫釐不謬。所以然者。莫大者。無所大也。何有乎大也。莫容者。無所容也。何有乎容也。不息之機。與物終始。不測之理。至誠前知。之數者。在人不自觀。故不能物觀。人不內觀。故不能外觀。靜而后能慮。觀物之要。自審而后施砭。大醫之綱。若夫擅一技之能。辨數味之性。而曰吾能觀物矣。吾能靜慮矣。是何殊篤病作囈語也。豈不大可哀哉。故上德之人。動靜天地。出入陰陽。遂萬物之性。以合己之性。

順萬物之命。以正己之命者。要皆混融烝神。保合太和而已。今也則不然。戕萬物之性。以遂己之性。害萬物之命。以養已之命。雖甘食美味。失仁固無足論。其所恃以爲靈者。混然如沌灑之中矣。而物之觀。反流於人欲充斥。故觀盥而不薦自我生進退。是即觀物之本。此鄢陵入魯觀樂。而有觀止之嘆。吁。物豈易觀。又孰能觀觀物哉。

(三)感性類。

經常不紊。守固本來。此所

以虛而能感。受炁之初。萬物莫不稟此性而有此靈。故曰靈也者。性之所由生。亦吾本來所固有者也。至於感觸之良莠。雖云習染。然亦視乎所稟者與所稟者何如。蓋天賦此性。必具此靈。有此靈而後炁感理化可具於良知良能也。三尺之童。皆能辨別好惡者。其性本靈故也。一遇甘味美服。而能惑其性者。濁欲所染故也。洎乎私欲日深。迷惑滋甚。一遇拂性。便惡聲至。惡色現。其濁火日重。本來泯矣。靈慧亡矣。而其所恃以爲知者能者。皆流於欲海狂波之中。故曰感於淡泊者。其神清。其炁充。本來之性可見矣。感於麗華者。其神混。其炁衰。思慮之識攫性矣。嗟夫。天道成物。生物本有生尅。本有收藏。以尅爲生。以藏爲収者。是天地之大仁也。生極必尅。藏極必收。人欲之招也。惟上知乃能出不由戶者。其得不愉。其失不悲。以退爲進。以榮爲辱。以違仁爲大刑。以忘義爲奇恥。故其靜也感。其動也應。而後性自能靈。是非善養浩然。孰能遇此。諺曰。病從口入。蓋華蓋爲呼吸之要路。而口齒爲消納之關。稍在四肢而本在心意。是以至人閉兌固齒求心制意者。因有慮神爲害也。天地之大。利於物者。廣乎尙矣。偶乎衆矣。苟善感之。無處非盡性之用。恣欲而故縱之。亦皆戕性之具。故傷於食者。陽明受之而性濁。傷於聲者。厥陰受之。其性悲。傷於色者。足少陰受之。其性損。太樂毗陽。手少陰受之。其性散。太怒毗陰。足太陰足少陽受之。其性竭。竭則不固。損則不充。散則不藏。濁則不靈。悲則不恬。所以上古之世。含哺而嬉。鼓腹而遊。雖野巢居處。禽獸同羣。而無相戕相害之機。是爲盡物之性。亦無夭札疫癘之患。是爲盡天地之性。盡天地之性者。感於盡物之性也。盡物之性者。感於盡己之性也。盡己之性者。感於本來圓明之靈也。故曰靈則明。明則誠。誠則感。感則性盡。性盡則疾病災沴遠乎身矣。然感性之要。必求本推源。感植物之性。荄仁爲之本源。感動物之性。犢雛爲之本源。感人之性。孩提爲之本源。不失本善之誨。以造復初之功。養蒙之正本也。毋縱其欲。毋長其私。推求之大也。及其血氣未固。塵濁未染。而善培善植。是非善性之助。而善靈之感乎。矧曰小補。愼斯術也以往。何性不盡。何靈不感。又何疾病云爾。

(乙)欲類

(一)正命類。　經曰。命天所受於人者也。命不至何得謂之正。故必窮理盡性。而後可至於命。理窮則欲自去。性盡則命自正。

故南極有鳥。其名為雛怠。北極有魚。其名為鱗怠。之二物者。一棲雪茹風。一餐冰棲土。彼二者。極南者則思北。極北者則思南。

此無他。厭故喜新。好奇慕異故也。厭故者反經。慕異者悖常。反經則亂而理昧。悖常則謬而欲熾。理昧性蔽。欲熾命折。性蔽命折。而曰神精充敏者。未之有也。何以知其然耶。昔無夬（音乖）葛天之世。其俗淳淳。其民樸樸。其靜也感。其動也忘。與世無爭。與物無害。故無天災無人患。鬼神不驚。魂魄不擾。非天固厚於上古也。蓋以斯時渾渾灑灑。何者爲理。何者爲欲。堯桀無關。夷跖兩忘。故能感天之正命。以保吾之正命。洎中古以降。庶類日蕃。道德日下。故憫世者倡理欲之說。伸義利之辨。而精烝日疲。疾病日多矣。盖嘗論之。天性之初。本無義利也。天命之正。本無理欲也。故斤斤於義利者。義先亡而利爲害滋甚。啍啍（音純）於理欲者。理先昧而欲更熾。欲淨欲者。先返於德。而歸於道。斯欲除矣。今雖執仁義之說。以爲却病之劑。而遍誨四民。彼必徘徊而不肯相向者。亦無愉悅之物牽罣故也。若執利欲之說以動之。彼必舉欣欣然延頸舉踵曰。是天所命。作吾君吾師者。其性喜流利故也。今之人非不知欲之爲害也。而故蹈之者。心中識慮太過。有以使然也。故曰過猶不及。夫欲者人之所同也。而食色性也。故古者以男女爲天地。男女之間。大慾存焉。故曰節慾愼食者。去欲之要也。然節慾者。非愼獨不克成其志。而愼食者非克己不能有其功。愼獨則不愧屋漏。克己則恕及動植。故曰欲正命者。必先克己。欲盡性者。必先愼獨。愼獨即所以去欲。克己即所以明理。去欲明理。而命爲有至於戕而不正者乎。命既正。則疾病又何暇泛論哉。

(二)反省類。

所欲莫大於生。所惡有甚於死者。此古今之通論。不細味必有以爲怪誕者。反省之。則死生固無足硏、而欲惡乃人生生死最要關頭也。或曰。生死一聽命於天。而人之惡欲。又何能自爲與奪乎。余啞然曰。子何不反省乎。天地之大。生生均也。而烝質之厚薄。性靈之良莠。皆云天賦。實則視乎自力之衛養與斫喪有以造成之耳。試觀花木之類。質朴者常存。艶麗者先萎。其故何也。在於惡欲之分。蓋質朴者。隨天地之烝以爲烝。遂天地之正以爲正。本無惡欲。故無風雨之患。霜露之侵。艶麗者。故爲炫耀之姿。嬌媚之態。是其性欲華浮而惡素朴。故其遇清和之烝。則嫣然媚然。遇乖戾之烝。則頹然嗒然。是惡欲雖操於己。而生死實歸於造化。在人亦然。五福所欲也。六極所惡也。反省之棄人爵以修天爵者。致福之因。修天爵以要人爵者。召極之由。故曰。唇竭齒寒。德孤心死。是不能反省也。或曰欲惡生死。同異昭然。又奚待反省而後知之耶。余曰。生者自生。欲者自欲。死者自死。惡者自惡。何以知其然也。

臧獲均亡羊。問之一亡於博。一亡於讀。夷跖均戕生。一死於名。一死於利。在庸識觀之。必曰有博讀名利之分。在澄心省之。必曰欲惡之爲害大矣。欲固爲大不利。而過惡亦失於偏。不得不反省。以正其偏耳。或曰。反省乃惡欲生死之理。與醫何涉。余曰不明惡欲生死。何以察候。不明反省。何以醫心。故曰哀莫大於心死。而身次之。嗟夫。天賦性命。本無偏枯。又何有生死。更何有疾病。數者皆消。又何處用乎醫。所以然者。貪乎名者。外雖不假乎事理。而心死也久矣。重乎利者。內外並斫。更何足論。反躬而省。亦直五十與百步之間。其貪重一也。故曰醫乎心。莫善於寡欲。寡欲則好惡是非。無所容於其間。而生何欲。死何惡。甚於生之名。甚於死之利。皆大而化矣。蓋嘗試論之。順天地之理而生死者。無生無死也。察陰陽之正而惡欲者。無惡無欲也。既無生死。又無惡欲。則喜怒哀樂無不發而中節。而中和之素。可以致天地位育參造化玄奧。又何疾之療。病之瘳而醫至此始可收絕大之效。是非反省之功。其孰能毫髮不爽而造域於斯也耶。

(三)自知類。　人之患莫大於不自知。而要莫大於不內究。故上善若水。自知之理。上德若不足。內究之要。經曰無諸己而後非諸人。又曰誠於中必形於外。是皆自知內究之功夫。蓋自知乃却病妙劑。而內究爲驗理神證。是以謙曰鬼神惡盈者。致疾之媒。而不自知不內究之患。卒在於斯已。故曰。大德無盈。有德少疾。而無德者。疾常侵。非德者疾無時無之也。夫所謂疾者。非時感兩因之疾。乃心有所盈。心有所欲之謂也。盈則滿。滿則溢。溢則損矣。欲則樂。樂則反。反則戚矣。故曰滿招損。樂斯戚者。良由德孤之爲禍耳。德孤則仁違。仁違則道悖。道悖即疾。疾則我靈斯喪。我神斯疲。靈喪神疲。則身且不保。又何性命之可言。是欲盈之爲害大矣哉。故去欲者。莫若哀。戒盈者莫若謙。哀則可以自知。謙則可以內究。過哀則瑣。過謙則流。瑣近于狂。而流近于狷。狂狷兼有。則曰鄉愿。鄉愿爲害德蠹賊。古有明訓。然其害之烈。則在於欺人與自欺也。欺人者。病在少陽太陰之間。而自欺則病在少陰厥陰之分。故喜怒無常者。

思傷識勞。欺人者所招之疾。哀樂靡定者。傷靈毀性。自欺者所招之疾。是以至人貴乎時中。虛靜者。審乎自知之功。明乎內究之效也。故曰中庸不可能。虛恬天下平。能者良能。平者愉平。良能固性之本。故不盈。愉平正命之源。故無欲。不盈則陽精不妄溢。無欲則陽神不能疲。精不溢。神不疲。坎離交。天地泰矣。坎離交者。無不自知。天地泰者。內省不疚。自知之功節欲。內究之驗戒盈。節欲戒盈。由乎裒多益寡。稱物平施。裒多益寡。坎離交之祖竅。稱物平施。天地泰之妙諦。坎離交。心腎固。而任督通。天地泰。神烝化。而黃庭開。通乎任督者。自知活時之中。開乎黃庭者。內究無非圓明活潑。知乎活時之中。必可延益。究乎圓明活潑。疾病焉虐。故曰君子時中。可徵鳶飛魚躍。不自知者。何從審鳶飛之景。不內究者。更何從收魚躍之兄。鳶飛者。喻戒盈。故能羽毛豐而高飛。魚躍者喻節欲。故能神精全而恬躍。世人幾何不從自知內究之功。以達鳶飛魚躍之域。爲療病瘳疾之需哉噫。

第三節 審時

經曰。各以其時。夫時者。辨乎消息盈虛。究乎生長收藏。在天之消息盈虛。日月之盈昃與夫晦明朔望而已。在人則五臟之動靜。六神之逸勞處省觀。在天之生長收藏。不過寒暑往來。星辰運列而已。在人則陰陽升沉。與夫脈息和燥處省觀。天有春夏秋冬日月星辰之歷數。爲宣養屈伸。以造乎時而循環不息。人有經絡氣血任督蹻䟓。以通運息育。以感乎時。而週始返終。故天之所以永久而存者。以其應時作育。無毫厘謬也。人能千歲仙去。不造陶鑄之苦者。以其順時出入。無毫髮乖也。彼天能應時。則物含其化矣。彼人能順時。則人含其德矣。彼物能知時。則天含其神矣。彼含其化。則無夭厲之患矣。彼含其德。則無戕傷之害矣。彼含其神。則無愆忒之禍矣。彼凡庸俗流。妄度司天。昧乎在泉。而妄昧之尤。又從而慫恿之。以爲萬世不易之則。是徒爲戕傷之具。醫之至下者也。何以知其然也。昔鑿飲耕食。順日之出入以爲作息之候。當是時也。天無沴災。人無疾病。物無衛避。何也。天人均體。人物無間故也。洎烝質愈薄。人物相害。人與人更相害。不知者以爲天人閉塞。時與古異。在識者。自咎自艾。則曰時猶古也。天人物。與昔無異也。推其所以異夫古者。人物之智日增故也。人不爲網罟。則魚不知避。人不爲弓繳。則鳥不知逃。人不爲羈絆。則馬不知蹄趹。人不爲牽絡。則牛不知角觸。彼物之所以智者。有不爲人機械心所啟者乎。物類殘伏殆盡。而後網罟弓繳羈絆牽絡之利。變而爲戈矛甲楯桁楊桎梏之器。人由此與人又相殘也。此機械心有以招之耳。夫由乎機械必上悖乎時。下害乎生。此天之所以不與人同其德。均其體也。至若日月星辰。春夏秋冬之消息盈虛生長收藏。又何嘗異於古也。特人之五烈六神。被物欲所染。而元精喪。元氣竭。而不能當夫太長之夏太藏之冬矣。故欲順天應時。必先養炁固精。藏神凝息。而後人之消息盈虛。即天之消息盈虛。天之生長收藏。即人之生長收藏也。是非能審乎天人物。相通相應之時。又孰足以語此。茲將時要分晰述之。

（甲）生生類。

（一）發育類。

天地生物。各以其時。而時之所以貴者。不差晷刻也。何以言之。冬初之際。物質彫殘。其賴以復根者。荄仁之藏故也。大地氣候。春夏陽升陰沉。故暖炁在上。而物類蕃衍於外。秋冬之時。陽降陰長。故物華喪。而物仁伏。暖氣在內故也。蓋冬不藏精。春必病溫。此醫之通論。而仁不藏於冬。則不能發育於春。按時而推。在月之戌。於卦爲剝。在月之亥。於卦爲坤。剝者。剝一陽於五陰之上。坤者。困陽於極陰之中。而遯之者也。夫陽將盡。陽道消。陰氣長之時。故陽必遯世无悶。括囊无咎。而後可保此微幾之荄仁。以正存發育之本。然仁者亦精也。而荄者神也。神凝而聚。故能藏精。神聚精藏。即天地絪縕之義。待春氣將融。荄仁蒙泉而勃然。是即發育之效。故天生地成。天發地育。非天地自爲生成發育也。四時五行化運之佐。不息不忒。即代之矣。故曰天地無爲而化生。大道無爲而化虛。大醫無爲而化疾。化生者。自生也。化虛者。自虛也。化疾者。自疾也。烝不以時施。則生無所由。神不以時凝。則虛何處還。精不以時藏。則疾將亂作。故致天地之中和。而後可以發育萬物。叅天地之造化。而後可以袪除病魔。夫萬物無不乘時發育。而其所以不能發育者。根不固仁不充也。此何故也。炁質宣洩太過。自衛自養之力薄弱。而人身亦何莫不然。遇春夏而動作。遇秋冬而伏藏。順時故也。若夫不辨四時之候。而妄爲動作。尚且不祥。況乎人欲充斥。私好累累。鮮有不敗。蓋其元精元炁充固之日。

不以時爲規。倘有脫輻滅頂之凶。矧乎日斵日殘。而欲其發育者。未之有也。試論多慾之人。子息必少。而寡慾者。子息庶衆。何也。能藏精固烝也。若夫草木之類。亦猶是耳。鮮艷者。類屬之蕃衍必寡。純厚者。族種之暢茂必廣。能藏必衍蕃。能保必長存。能克己必能生不息。而生不測。故曰守命待時。又曰順時聽天。是皆發育之秘要。而極中庸平常之近理。人不細省。故泰岳在前。

而目不見。疾雷破屋。而耳不聞。大病繞心。而自不知。是數者。時不明。故不能發育豁如。吁。時之時義大矣。而發育之至理更渺乎尙矣。吾人可不細味而深省者哉.

(二)靜育類。 天地生成。動則現乎外。靜則育於內。現乎外者。發洩盡必殘。育於內者。靜空常存。常存存者。存本來虛炁而生生不息之謂。殘者。已傷之精不充。浮麗之質易摧之謂。蓋形化由炁。而炁化由虛。虛由平空。空生於靜。靜也者。生物成物之本。始物終物之源。故六陰之極。而一陽動於下。其卦爲復。復也者。即生成始終之本源。寒暑晝夜之樞機。衆星旁拱。北辰居中者。陰極育陽。靜極揮動之理也。若夫追本求源。原始返終。交陰和陽。養靜感動。則化生之序。无不得其所矣。苟不得其中。則無晝夜寒暑之分。而天地大混沌矣。所以然者。不得其中。則無生。不得其平則濫化。無生者。

標雖純陰。而本則陽燥。濫化者。標雖純陽。而本則陰譎。陽燥則亢龍有悔。陰譎則龍戰於野。龍亢則不中。龍戰則不平。不中則厲。不平則鳴。不中不平。而能生生者。未之有也。而厲則不虛。鳴則不空。空虛爲靜之佐。如脣齒車輔之相依。故曰脣竭齒寒。輔折車覆。而虛空亡則靜亂矣。天以靜爲本。則四時和。萬物育。人以靜爲本。則百脈通。萬竅開。物以靜爲本。則根蔕固。支類蕃。故曰靜也者。化育造施之祖。而萬事萬物之大醫也。靜則化。化則育。育則變。變則通。通則大。大則久。久則窮。窮復歸於靜。是即生寓尅。尅寓生。陰極陽。陽極陰。動中靜。靜中動。循環不息。週而復始之大生生也。故曰人兼天地為三才。以其參天地而兩之。故能為萬物之靈也。蓋靈從靜來。故其性善。而不被私欲所染。故能育物育己。成物成己。若毫厘相謬。則疾病繞乎身心。雖有扁和。恐亦無能爲也已。却斯疾者。靜爲上乘。而虛空次之。湯液膠醴。針砭呼吸之醫藥。斯在下矣。吾人奈何舍上乘之靜。而下求稗秕之醫藥哉。吁。無靜不靈。無靈不育。無育不化。無化不生。無生不靜。靜也者。其大醫之至本也歟。

(三)達生類。　達物之情。可達物之理。達物之性。可達物之生。理也者。所以達物之化成。生也者。所以達物之始終。化而成。始而終。時之所由定也。時定而後專於一。有一定之晷。則物不愆期。不夭折矣。不愆期可通情。不夭折可存性。通情存性。物斯達生矣。故曰時至自通。理明自達。夫天地之大。生生之庶。號物之數。謂之億萬。而其中窮通暢萎之類。同異有分者。非天地有所偏倚也。人自不達其理耳。欲達理者。必從本推。本推而後枝晰。枝者。猶物之軀殼四肢。而本則烝。烝化則生。烝固則堅。烝充則靈。炁靈則仙。故能推本者。必受德。必養神。必凝息。必和氣。受德養神。凝息和氣。斯無壽夭之分。窮通之辨。何以知其然也。千鈞之弩。不能中一蟻者。無所用其材也。一螳之臂。不能當車輪者。無所容其小也。大小之分。天地本無私成。特人自分之。達者返觀。天地一毫末也。草芥一天地也。能化其小大。無其壽夭。斯爲天德全也。全天之德。以育物而達其生。始可與言大醫。蓋醫之論。在庸常以爲意。在神全則曰機。夫意不過脈息之占驗。機則不疾而速。不神而至。故機者。乃天地造化生成之樞紐。而至人以之通萬物性情。而達其生者也。此無他。推其本故也。若夫人疾病在身。而求速瘳。疾病在心。而不知療。是舍本逐末。其害烈矣。身疾四時所感沴厲。與夫內外兩因而已。至若心疾。不特矜急偏躁。尙兼貪沾圖爭。是數者。天地無能醫之也。在人自省之。

省則達。達則育。育則化。化則虛。虛則靈。靈則定。定則不倚。而心疾愈矣。所以然者。天無陰陽。無以達物之生。地無廣狹。無以達物之性。人無靜定時中之理。無以達物之情。夫能達此三者。惟能及時中和。而無壽天窮通之淳淳矣。吁。達生之時義大矣哉。

(乙)肅殺類。

(一)肅存類。　天地臨而後泰。遯而後否。否極而泰。泰極復否。此循環不息之至理。

亦始終不易之時也。故露白而後金氣利。利則肅。肅則必殺。是以春生之極。無秋殺以輔之。萬物充塞。雖千百倍天地。亦無所容於其間。故殺也者。生之根。生也者殺之源。有生有殺。天地常存。不生不殺。何有天地。若夫徒殺而不生。天地同物類滅矣。徒生而不殺。天地同物類崩矣。滅崩者。非天地與物類滅崩。乃神炁滅崩也。蓋春秋爲生殺之本。故地在上天在下爲泰。天在上地在下爲否者。非天地自爲上下。以陰陽之炁與時偕行也。陽之極爲純乾。一陰即生於下而爲姤。陰之極爲純坤。一陽即動于下而爲復。姤爲月窟。太陰之象。復爲天根。太陽之象。姤復初萌。何以辨其太少。即陰陽之動靜。亦無從捉摸。曰履霜漸至堅冰。非太陰之朕乎。潛龍以至躍飛。非太陽之兆乎。然殺從生出。存從肅來者。以天地健强不息。含弘光大故也。試觀春近必風。

秋近必雷之理。而細味之。風為柔木。雷為剛金。木柔則物生。金剛則物殺。殺者非金殺之。乃木殺之也。生者非木生之。乃金生之也。何以知其然也。金不殺木無所用其生。木不生金亦無所用其殺。故曰肅存。在治國而論。無法不足以施德。無德不足以立法。在醫理而論。過樂近欲。過哀違度。近欲則傷生。違度則逾禮。故大醫審時。非徒審吾人所遵四時之烝化也。必感乎吾本來之活子時。而後可以精炁融和。神虛全忘。斯無疾病矣。孩提初生。本無物欲。成言成行之後。其良知尙未泯。亦無所爲。洎及冠之際。思神全。識神開。物欲一着。彼之疾入於心矣。醫之以藥餌。不過去其經絡之疾。於心絲毫無補。而大醫則醫之以時。藥之以炁。餌之以神。神炁化不以時。則關竅不通。炁胞不固。脈息不和。不和則神渙。不固則炁散。不通則時乖。故曰醫心疾者。節食戒欲。節之戒之。似近肅殺。實則生之本。存之源。而時之晷也。夫能明此肅存。然後天地之大。河漢之廣。不階而升。不航而通。矧曰疾病云乎哉。是以聖人其德配天者。與時偕行也。至人道大無倫者。以尅爲生肅爲存也。噫。肅存之時義大矣哉。

（一一）肅藏類。　君子遠小人不惡而嚴者。陽避陰厲之義也。當陰長之際。嚴厲肅殺。萬物萎頹。金風急飈。音標猶如利刃。枯木衰葉。無不摧折。是以君子察天時之肅厲。以引身避害者。爲保身之故也。保身之要。在於藏神。神藏始於烝固。固烝由於去欲。欲去雖處極厲之秋。亦如在溫煦春風中矣。故肅而能藏。却疾之要。若夫吾身之四時。樂則爲春。喜則爲夏。哀則爲秋。悲則爲冬。過樂傷肝。過喜傷心。過哀傷肺。過悲傷腎。樂喜哀悲。兼過者則發爲厲。怒則傷中而脾胃膀胱損矣。故聖人教人以飲食之序。

春宜溫。夏宜熱。秋宜涼。冬宜冷。之數者。在無識者流。以爲春陽氣發。於時宜涼。夏炎日熾。於時宜冷。秋氣肅厲。於時宜溫。冬寒嚴凝。於時宜熱。殊不知陽在外者。陰則內伏。陰發外者。陽則內藏。互爲本末。互爲始終。故秋金收殺。而實先垂。春風融和。華則先萎。華萎則實結。實摘則華藏。是太醫論乙癸同源者。即在於斯。吾人之所以爲人者。以其能具二炁之精也。陰旺則扶陽。陽盛則養陰。任督不間。心腎無隔。而後處至肅之境。無不得所。眞陽用則行舍則藏。舉一反三。疾斯無神斯化矣。噫。藏乎肅者。却疾之大藥。亦養炁妙諦。可不愼哉。

（三）肅保類。 天地之於萬物也。當生則生。當殺則殺。逆時而行。雖生猶殺。故人之殺。自殺之也。夫人心存乎善。炁亦善而神清。心存乎惡。炁亦濁而神必惡。故二炁充乎天地。流行不息。遇善者之炁。則化爲護佑。遇惡者之極。則化爲雷殛。非天地故爲護之殛之也。以人之炁相觸故耳。物以羣分。方以類聚。皆斯理也。故善醫人疾。必先醫心。心者神之舍。神者炁之主。無神以主。炁則散矣。無心以舍。神則渙矣。心神炁相保。而後可止於至善之地。故肅厲之秋。保其生者。莫異乎仁。仁又異乎核。是以韜光養晦。莫善於仁。而仁莫善於遯。詩曰既明且哲。以保其身。遯仁之謂也。仁遯而後性命正心身保也。故詩以如臨深如履薄。肅之義也。肅由慎出。慎從獨來。獨善其身。斯可云保。是即大醫攻心疾之大藥。亦吾人藥籠中不可一日無之物也。保而藏肅而敬。敬藏仁蓄。以待天時。醫有善於斯者乎。

第四節 察度。

經曰。言其上下察也。又曰制度數。蓋仰觀俯察。所以通萬物之情。類萬物之性者也。度其剛柔陰陽強弱太少之分。而後可言烝宮命宮也。至其宮者。

非功無以臻。是以講度者。先論四序之同異。五行之生尅。四序察風向。五行度炁化。風之所向。則爲東南西北。炁之所化。則爲金木水火土。故風向東者溫而和。南者薰而炎。西者肅而厲。北者嚴而凝。炁化於金則堅。化木則正。化水則曲。化火則文。化土則厚。故溫和薰炎肅厲嚴凝之風。主乎樂喜哀悲。正堅曲文厚之炁。主乎仁義禮智信。樂則暢。喜則茂。哀則殘。悲則凋。仁則溫。義則良。禮則恭。智則儉。信則讓。暢則度盈。茂則度息。殘則度消。凋則度虛。仁則烝化爲溫風而生不已。義則烝化爲良知。而生尅皆寓。禮則烝化爲恭體。而動靜順序。智則烝化爲儉德。而性正命保。信則烝化爲讓德。而含弘有容。故不明乎度者。無以察夫脈息。太陽受病。而少陰先危。標本使然。亦氣化中動靜應伏之機。徵夫外受天因。必內有人因。內無傷而外絕無感理也。是以上焦不噎。則腸胃無空虛之厄。中焦不隔。則傳宣無閉塞之患。下焦不滑。則肝肺無鬱嗽之憂。故曰肝傷於秋。至春必血疾現。肺傷於夏。至秋必咳瘧出。心傷於冬。至夏必凝寒發。腎傷於四末。至冬必癆蠱生。土傷於春。至四末及月之下弦三日。必有水侵脾胃之疾。而爲黃疸矣。是以上德之人。春不御絲而食粱。夏不張蓋而食豆。秋不持杖而食麥。冬不煖爐而食稻。四末不多言而食稷。是皆明乎度而察於至理者也。若夫人身之度。無一而不與天相通。天且若是。況於陰陽乎。況於萬物乎。茲將相通相感之理。晰分述之。

（甲）內因類。

(一)太陽少陰互爲標本類。

靜則生。動則死此不易至理也陽氣閉塞之際。任爲主而督爲臣。任司陰。故爲潛伏之本。督司陽。故爲煥發之根。然督爲陽之極。而任爲陰之始。極則爲太。始則爲少。此標本本於太少。而任督所以通也。易曰枯陽生稊。莊曰緣督以爲經。可以養。可以盡。皆指斯也。夫陽太者。其性剛而化。陰少者。其性悅而育。剛健得中。其度三百六旬有五也。柔順不矯。其度三百八旬有四也。乾爲老陽。其度與年之日相同。兌爲少陰。其度與卦之爻相同。年日之數。脈行經之度也。卦爻之數。血行絡之度也。故脈血行度。與年卦毫髮無間。然少有舛謬。疾斯至矣。蓋人體與天體均。其行度亦同。寒煖失調。飲食失節。無弗從縱欲敗度中來。故手足太陽爲小腸膀胱。手足少陰爲心腎。是太陽之病。多根於少陰也明矣。何以知其必然也。心爲主宰之官。思慮出焉。心無妄慮。則無縱欲之患不縱欲。腎烝無匱竭之憂。腎烝充。則無不能停攝之害。而傳決兩官。斯無壅隔閉塞之弊。嘗試論之。秋不藏精者。非縱欲乎。冬傷於寒者。非敗度乎。秋主殺。冬主藏。固宜養精蓄銳。不養則度虧。不蓄則仁敗。虧度敗仁。此疾病之所由起。而內因之所以重也。蓋太陽在本。則夏秋交而病瘧。少陰在本。冬春交而傷寒。陰度血損而瘧發。

陽度炁耗而寒凝。故不必診其脈息而後知也。是度在內因。太陽少陰為重。在太少之分。則少尤重。在手足則手少陰。心為要。故思無邪僻。則欲不縱而度不敗。斯無血損炁耗之憂。雖枯楊自可生稊。焉有不養生盡年者乎。吁。任靜則督通。陰伏則陽健。少肅則太堅。本固而標強。可不細味省察之哉。

(二)陽明太陰互為主樞類。 天地之際。

人樞其中焉。太少陰陽之際。而陽明太陰樞其中焉。夫樞之所司。節乎序。造乎度者也。天覆地載。人不處中。無以分其爲天爲地也。頭圓趾方。腸胃不處其中。無以知其爲頭爲趾也。故日月星辰之歷數。非人不能察其行度。泰華海漢之峻闊。非人不能究其源脉。所以然者。即物而理窮。就微而推廣。此其爲萬物之靈。而爲天地之中樞也。人身亦何莫不然。頭圓象天。清烝所聚。

故視聽言動之耳目口鼻。即日月星辰之行度也。趾方象地。脛股指腓。即泰華海漢之峻闊也。故胃聚濁凝之血而腸宣清分之烈。此僅就陽明而論也。若夫太陰之經。手肺而足脾。肺為華蓋。呼吸所司。巽代坤主也。故為姤。為月窟。為月之哉生魄。脾為轉化。出入所司。故為復。為天根。為出入之門戶。坤宮之正鑰。代天育形。道所為飲刀主。佛所為思慮神是也。故太陰為生物之樞。而陽明爲出藏之主。故傷於食寒者。太陰陽明和之利之即愈。傷於瘟熱者。陽明太陰清之宣之亦瘳。盖寒傳經先入陽明。而太陰即氣從勢化病矣。食傷胃脾。太陰之肺。陽明之大腸。亦因隔壅而不息不宣。病入本矣。熱傷於中。陽明先入。然太陰無積寒。陽明之熱必不熾也。瘟傷於內。太陰先受。肺司息。脾主納故也。然胃無寒熱夾雜之積腐。腸無火濕風相搏。則瘟毒之入。

脾肺之損。亦未有若何之巨。是以善醫者醫已。已無疴。而後可以療人之疾。若夫隨天地之度數。以節慎時中。有不爲天地之主樞者乎。身固斯氣調。血序。氣血調序。循行不息。即太陰陽明之行度。有不爲頭趾六經之主樞者乎。故曰人身亦一小天地也。察太陰陽明之互爲主樞。斯可悟已。

(三)少陽厥陰互相維系類。 物莫不有終始。亦莫不有本末。始爲終之本。終爲始之末。本爲末之始。末爲本之終。始也。終也。本也。末也。互相維持。則循環不息。互相統系。則晷度無謬。是故天之高也。非地無以測。地之厚也。非天無以明。此天地所以爲萬物之維系。以覆育含弘而無傾圮之虞也。然人身之本末始終。亦猶是耳。六脈以太陽少陰爲始本。少陽厥陰爲終末。本傷於始。而末終病。故不得不互爲維系也。即少陽厥陰二經。亦若是。少陽爲始爲本。而厥陰爲終爲末。手少爲三焦。足少爲胆。手厥爲包絡。足厥爲肝。故三焦與包絡相表裏而相維系。胆與肝。相表裏亦互維系。胆之受病。多在驚悸。然肝血不虧。無邪風以動。則胆無傷也。三焦受病。多在壅隔。然包絡痰不積塞。無火以熾。則三焦亦無大害也。盖傷寒爲諸病紐引。傳經一日太陽。二日陽明。三日少陽。四日少陰。無有愆期。四日不愈。則五日入太陰。六日厥陰。六日不愈。則七日由手厥陰入於足太陽矣。至十二日。循經入於足厥陰。此十二日無他病變化。無醫勿藥亦自愈。此即本末始終維系循環之理。古之病者若是。今也嗜欲既深。氣血自薄。氣血薄。則脉絡不能充。又何能循經而爲行度哉。故食欲深者。傷太陽必牽陽明太陰。利欲深者。傷太陽。必牽少陰。思欲深者。傷太陽必牽足少陽足太陰。色欲深者。傷太陽必牽足少陰足厥陰及手太陰。之數者。以互相維系故也。維系在人。人縱欲陷嗜。雖和緩弗能醫。矧曰六經自相維系乎。故節慎克制。爲維系之大本。保正之至始。噫。維系豈易言也。又孰能行之非艱耶。

(乙)外因類。

(一)時和與時厲相觸類。　六氣和萬物靜而相安。厲則動而相勞。天地之氣本化萬物而育之者。焉有厲哉。特人自感以招之耳。夫人不爲口腹之欲。則疫厲不擾。不爲聲色之欲。則瘟厲不侵。不爲利名之欲。則癆厲不害。不爲爭廉之欲。則瘵厲不傷。之數欲者。皆外立逸思之樂。而內種厲之根。故天過陽則病亢。過陰則病弱，過風則病燥。過雨則病痿。過晦則病軟。過明則病痴。亢也。弱也。燥也。痿也。軟也。痴也。雖六沴成之。實由六賊引之。我無機械心。天沴無預於我。我無貪得心。天沴無誘於我。我無欲樂(音要)心。天沴無傷於我。無預於我者。我自不預也。無誘於我者。我自不誘也。無傷於我者。我自不傷也。夫人必自侮。而後人侮之。事且若是。況於病乎。人且若是。況於天乎。故人疑讒入。物腐蟲生。人由此推察。天時無不中和。四時無不順序。其所以不中和不順序者。人之機巧日生。而心形之神精日薄。以今之身。當古今不易之時。雖和猶以爲厲。故曰時和者。天地消長之樞。

陰陽制化之紐。時厲者。非天故爲厲也。人早不覺。寒極必暑。生極必尅之理。惟明於保身者。始知和與厲本無觸也。即和厲亦無也。和厲無分。則性命自正。保正性命。何者爲外。何者爲因。夫然後克己之功。可與天地同其德。日月合其明。又何厲沴之有。疾病之侵也哉。

(二)天度與人絡相對類。　天地一大父母也。人身一小天地也。父母於子。無愛不至。無微不盡。寒煖之氣。有溫有燥。晦明之度。有玄有彰。溫者使熨而得其平。燥者使燠而得其節。玄者使定而陽息。彰者使樂而陰伏。故日月往來。寒暑循行。而成週天三六五有奇之度候。人遵度候之運宣。以爲作息之晷。故魂魄升降。脉絡貫通。以行週身三六五節有零之度骨。蓋天度以時行。則無旱潦疫沴之災。人身氣血運行以息。則無疾病短折之憂。身爲氣之舍。而氣爲身之主。氣有不通。則百脈閉塞。而絡枯身亡矣。日月不運環。則寒暑無度。而宇宙壅蔽。天地滅矣。是以天地以氣度爲久存之本。人身以脈息爲常保之根。本根斷而枝幹能常保久存者。未之聞也。故曰天地之大。一言而盡也。人身之大。一息可存也。能盡一言之妙。能存一息之脈。有不爲少康一旅興夏之功乎。故天地雖混沌。一炁可闢。人身雖孱弱。一息能健。健之功惟上智可由愚而明。由柔而强。是無他。審乎剛克柔克之辨。察乎行度息度之分。辨乎剛柔。分乎行息。夫然後天行度與脉貫絡無一不合拍而成簫韶之節奏也。故上古聞樂而辨身肢强弱。聽琹而明脈絡疾否。一草之細。一物之微。無不受命於天而合度。樂亦如之。剏乎人爲萬物之靈。有不同天地合其度乎。辨乎此者。愼保謹養。又何疾病云乎哉。醫藥云乎哉。

(三)時度與物類相感應類。　天時分於四象。而度行於九宮。四者兩兩之義。九者極陽之數。陽化炁。而以時運以度行。而後庶草蕃蕪。百物孳生。人之外度。爲視聽言動。內時爲消息行藏。故喜怒哀樂未發時中之義。發而中節。循晷之度。度不愆忒。時不妄動。是非克己復禮之功。克念作聖之德乎。故曰畢入於箕。雨不以時而降。參入於冀。風不以度而颺。是春風秋雨夏露冬霜。各以房星虛昴為時行之度數。其轉移者。張軫二宿為天時過度之中樞。是以鶉火大炎。則病入於心。大梁放輝。沈實再移。而病必傷於肝胃。物類之應感。要在是矣。夫尾閭不通。則病陰而不絕瘵尸之憂。蹻𧿳不闢。不脫蠱癆之患。所以然者。物性平則命正。草木有艷麗之質。而後遭折摧之災。松柏具淳厚之操。而後少斧斤之伐。彼矯其性以自為其情之正。故膏火自煎。山木自焚。度太過而時妄也。故善養生者。不苟言笑。愼獨克念。是循度之本。毋意必固我之見。而後心地無非鳶飛魚躍之境。是爲還元。明本度之元。而善還之。則上感天時之和。下應潮汐之度。辨風雨之時。察霜露之潤。審雷霆之威。別日月之明。凡草芥之微。河海之廣。無不驗其時之愆否。與夫度之忒否。而徵吾身之度息。以爲養生之資。却病之需。果如是而行之。有不爲醫中之大醫。藥中之勿藥乎。此無他。物既辨而類自別。度既察而時自審。又何脉息之究。絡節之研者哉。吾故曰人與天地均其體合其德。而爲萬物之靈者。愼節克復。是其主樞之本源也。

孫氏曰。余讀靑囊至斯。未嘗不廢卷凝息而思之。及少有所悟。輒嘆曰。老子猶龍之贊。五千言是其體。而斯也乃其用耳。所謂形影聲響者。即此之謂歟。蓋不讀靑囊。非惟五千言不能讀。即莊列之淺

說。亦弗能窺其堂奧也。惟願讀是篇者。勿讀其文
筆。讀其精邃可耳。思邈謹識。

醫經秘錄第一卷終

醫經秘錄卷二

華仙陀著　孫仙思邈述

第二章　醫宗歸玄

經曰。以成天地之德。以相萬物之宜。玄同其志而合於道。洽然善也。夫所謂善者。至善之地也。故止其所止。而復歸於玄也。玄之又玄。是曰玄同。同於玄則無三彭六賊之侵。君子燕居以申申夭夭者。

惕乎庚申也。庚爲始烝之祖。申爲太陰之居。烝之始首出庶物。生系所統。故仁而嚴。太陰化合。物蘖（音柏）萌焉。稚芽初藏。物機生伏死肇。故愛而殺。玄同於庚申之會。能去其嚴殺。歸於仁愛。若夫醫無所宗。而徒究夫天人之外因。則醫如日月之明者。將幾乎熄矣。故曰醫者宜也。宜者時中之道也。道在時中。是非醫中之聖。有不宗於玄者乎。能宗玄同。三彭之尸氣。六賊之妄慮。將絕殲而無遺矣。是以至善者莫如玄。玄之於心。行之於躬。存之於性命之正。藏之於黍米之微。靜定以守。本末以參。而後天地之德。萬物之宜。皆合乎時中而無膏肓之危矣。觀漢陰丈人抱甕以汲。始知去機械心。即醫宗之玄。亦却疾回春之靈丹也。可不慎歟。可不慎歟

第一節 究脉

脉爲氣血行度之軌。道亦息虛之宗也。天有赤黃二道。以別寒暑溫冷之度。地有峰窪二勢。以徵高卑燥濕。人主陰陽二經。以驗氣血魂魄。故赤道近則炎。黃道近則涼。峰勢多則燥。窪勢多則濕。陰脉

盛則憊。陽脉盛則亢。在天之日月星辰。無不循轉於赤黃二道者。蒼蒼之脉。繫焉於其間而宗樞焉。在地之華岳江海。無不運行於峰窪二勢者。以道軌趨附。無所逃其轍焉。人身具天地之全。藏二氣之精。故浮沉遲數。虛實寒熱。皆弗能出陰陽二經之主。脉主吾身心。肢體皆主於斯。而弗能有毫厘謬妄也。主此二脉。陰曰任而陽曰督。小兒初落地。囫然一啼。天顱半闔。而二脉尚通。及良能良知太露。天顱全闔。二脉分爲兩軌。任則主魄降。爲欲慮。

擾精血。督則主魂升。爲思勞。害氣神。精血不竭。氣神自化。氣神清澈。炁自充。二脉通矣。浮沉之患。遲數之憂。劉(古剪字)然無遺矣。古者混沌未闢。元炁元神。本無分運。元精元血。黯黯自循。何者是脉。何者是經。及乎人生於木。非衣不煖。非食不飽。非水穀無以生活者。精氣神血。由二脉之兩儀。化而爲四象矣。是謂離之又離。二脉間隔。更不啻霄壤之判矣。今之言醫者動曰四至爲平。不及則爲弱。太過則爲邪。是言也誠可謂管蠡窺測。何者。天地之大。其化均也。河海之廣。其源一也。陰陽之分。其脈同也。均其化。無間於赤黃峯潅之異。一其源。何分乎廣狹長短之趨。同其脈。更孰能辨其不及太過之區。以爲至息之標本。說者又曰。脉雖不可論太過不及之至息。而先後天之標本强弱。將從何分。余聞是說。捧腹者久之。正襟肅容而對曰。未有天地。何者是先。何者是後。乙癸同源。少見其概。及先腎後脾之說起。而脉理紊矣。故欲明先後天者。不可在腎脾著想。更不可在父母强弱著想。要在於天顧闓之遲速。任督分之早暮。故人迎氣口。所以伸二脈之氣。而爲百脈之主者。本醫通神通聖之旨而爲宗玄之階梯也。茲晰述之如下。

(甲)浮沉類。

(一)氣血類。　清輕浮於天。濁重沉於地。古聖所以際天地而立極焉。人位乎中。是猶極中之極。而爲天地象形焉。五尺童子。身無氣血以運形。僵尸而已。其所以能視聽言動者。氣血升降清濁浮沉而已。故天施地受。天化地育。天淸地濁。天浮地沉。氣血之分而已。氣存乎神。血合於精。而後萬物育。中和位。致不測之生生。以造乎飛潛動植日月山海之命脈。吁嗟乎。日月山海之廣。無飛潛動植。無以著其明闊。飛潛動植之衆。無日月山海。無以資其蕃衍。是善察氣血。必究乎脈。脈之爲物。通乎六合。循乎四極。氣血所至。脈爲先導。故脈不充。氣血必衰。脈無氣血。無所統系。猶乎日月山河之與飛潛動植也。故曰天地之大。陰陽而已。升降爲主。人身之大。氣血而已。浮沉爲主。浮沉主乎重輕。升降主於清濁。是闔闢者。陰陽清濁升降也。開閉者。氣血浮沉輕重也。闔闢主乎氣化。開閉主乎脈變。脈即氣之用。氣即脈之體。烝脈無間。天人相通。夫然後體用一貫。而所謂闔闢開閉陰陽氣血升降浮沉輕重清濁者。皆陶鎔乎烝脈之中矣。故曰氣主於肺。而血藏乎肝。

清浮升於心。而重濁降於腎。脾胃之中。總司浮沉。天地之中和也。人身之樞機也。脾胃屬於右關。右關脈敗而能生者。未之有也。故求乎醫之外。以緣督通任而爲却疾之資者。必由乎炁脈相貫。無問乎氣血清濁。而後可與言天地之浮沉。性命立矣。大道之醫乎吾人者。正未艾也。愼夫。

(二)精神類。

精由氣化。神由氣存。惟天下善究者。故能體氣炁之邃奧。而育先天之精神也。夫脉之爲物也。其理密。其旨淵。如天中之北辰。爲三界之總樞。故其運也如衆星之歸度。而不爽毫髮也。蓋精神煥揚。衆星之光芒也。脉轉氣烝。北辰之樞紐也。故曰天生萬物。氣候主之。人運四肢。氣血主之。故氣候行於春。萬物孳生。行於夏則暢躍。行於秋則凋殘。行於冬則蟄伏。天之氣候若是。人之氣血亦何莫不然。氣血行於足陽則煖。行於手陽則溫。行於足陰則寒。行於手陰則涼。是以精神察乎脈。而徵乎呼吸。天之高也。星辰之遠也。其氣候占乎風而驗乎寒暑。一呼一吸。即潮汐之小者。一寒一暑。亦闔闢於一紀。故烝吹萬籟。一竅爲主。氣運週體。一脈相貫。竅通乎六合。陰陽得平。天地浮沉。精神愉恬也。脈週四肢。人身動靜得宜。主宰升降暢舒也。愉恬天地之精神正。暢舒人身之精神和。正天地。和吾身。則百竅通而烝氣化。所謂分清濁。別升降。辨浮沉。明魂魄。六賊六塵。皆無預於我矣。故曰天地之秘。可一言而盡也。人身之養。可一脉而通也。天地之秘者。竅而已。人身之養者。督而已。竅即浮沉之根。督爲升降之祖。故大醫以標本爲先。而至人本祖根爲則。標本可以究疾。而祖根可以祛病。究夫未疾而祛其病。是非善養者不足以語此。故善養者。天地之精神。即吾之精神。吾身之脉絡。通天地之脉絡。

又何陶鑄鎔化而與世浮沉者哉。清烝之祖。玄而已矣。浩然之根。素而已矣。玄素之德。靜而已矣。靜也者。善養之劑。亦養脉之蒂。吁知醫者可不從靜而思悟也耶。

（三）感應類。 此感彼應。此唱彼和。天地間烝質使然也。獨不見夫老犁乎。聲嗚嗚然而衆犢應之。聲㖒㖒然而衆犢違之。嗚嗚者生機所司。故感而和。㖒㖒者死朕之肇。故避而違之。若夫黃鐘之奏。大呂和之。

而甤賓弗應。聲樂之響尙然。况乎生死之機。故太陽之病。應於浮洪。厥陰之病。應於沉滯。非一脉有異也。烝之所感化若是。而質之所應受者亦必然耳。夫脉分則爲六。晰則爲十二。合則爲二。統則爲一。一爲生化之源。二爲死生之判。六爲傳經之度。十二爲週度之軌。故陰陽不離乎升降。脉息不外乎浮沉。二烝感應。視乎脉之强弱。脉之强弱。由於理欲。理充則强。欲縱則弱。故曰克念作聖。甲之遁也。理之固也。罔念作狂。虎之猖也。欲之肆也。罔念克念之感應於遁罔猖肆者。分之於天人。判之於幾希。是在大慧者辨之矣。故醫之視病也。皆能視已病之病。而弗能視未病之病者。欲充而理亡矣。理亡而自尚不能醫。又何暇醫人乎哉。經曰視於無形。聽於無聲。大醫之妙諦也。姑無論其脉之長短浮沉。先察其眸子瞭焉與否。與夫聲色之和厲及時而別其感應也。眸子上視。聲色不愉。知其病在厥陰之分也。眸子左視。聲色肅厲。知其病在少陰之分也。眸子右視。聲色慄嚴。知其病在太陽陽明之分也。眸子下視。聲色委僨。知其病在少陽太陰之分也。之數者。秋察若是。春疾伏之。冬察若是。夏疾伏之。是以內感於炁。外應証之脈。持其中而為之樞紐也。嗟乎。望聞問切之論。在世醫奉為圭臬。而弗識其門徑也。在大醫避而弗為。

陶鑄斯理者也。望乎天色。聞乎風聲。問乎己心。切乎二脈。而養和溫緩。又何疾病之有哉。世醫巧立望聞問切之名。施之於人。謀利沽名之徒也。非吾道感應之醫也。僅就淺近而論。虧於人者言雖強辨。而心早有所愧矣。愧則成疾。此感應不易之理也。惟願感乎至樂至善之地。以應於本性復初之功。則所謂望者無形也。聞者無聲也。問者天心也。切者任督也。四相剷除。百脈一貫。而浮沉升降之理。又安足以語此哉。

噫。

(乙)運數類。

(一)運止類　夫運乎萬物。蒼蒼之一氣而已。其無聞無見之中。燦爛者雲也。硡礲(音烘龍)者雷也。閃耀者電也。怒號者風也。雲雷電風。合則有形有音。散則無聲無臭。彼有者。氣之所聚。運行醞釀而成者也。彼無者。止定休囚離而渺之者也。故行者正也。其止者亦正也。正者正萬事萬物而歸於至善者也。故曰身正。以天爲身者。日月盈朒。海洋潮汐。皆烝之正而不愆期者也。固無所謂行止。其行也則不數。其止也則不遲。遲數者。即過不及之謂也。夫脈不合乎中庸。始有遲數。人不合乎中庸。始有偏倚。烝不合乎中庸。始有沴洌。偏倚非人之正命也。沴洌非天之正和也。遲數非脈之正候也。是故不偏不倚。大道坦坦。不沴不洌。大烝蕩蕩。不遲不數。大化平平。（音偏）夫日月之運行。無時或已。其止者人不見其行也。大道之常行。未或須臾離也。其止者被物欲所蔽也。六脈週行。百變無時或停。其止者。不能節戒故也。天道已則世界流爲混沌。人道離則人格流於禽獸。脈道停則生門流於死戶。天含其和。時序不紊矣。人含其厚。性命不戕矣。脈含其平。陰陽不乖矣。故曰明乎坦坦之道。以化乎蕩蕩之烝。則何往非平平矣。所以然者。物欲日衆。眞靈愈昧。行則數而止則遲。燥濕不調。非早枯。即泥溷也。其弊云何。銳進退速耳。道在大千。猶脉在絡也。當潛則潛。當見則見。當躍則躍。當飛則飛。憂勤惕厲。以保其正。斯無龍亢龍戰之患矣。故行者及時而運行。止者括囊无咎譽。是脉之於身。爲天之日月。爲四時之風雲雷電。爲地之泰華。爲江海之氣脈。無一不與身相恰合也。故保其正。守其素。不流連。不縱肆。而後六脈和緩。如雲龍風虎。燥上濕下。各從其本。各親其類。大而化之。用於玄同。又何遲數之分。即斯時也。行即止也。止亦行也。合乎中庸。無非坦蕩。有形有音。無聲無臭。皆同其仁。一其德。天地交泰。坎離既濟。又何人天之別脈息之究哉。是非大明乎心者。孰足以辨。辨乎此者。行止遲數。皆陶鎔乎造化之外者也。

嗚呼醫。

(二)動靜類。

動直靜專。非事理獨若。即脉息何莫不然。故上古不識不知。動靜自如。人氣平而脉和。無夭札疵厲之患。亦無遲數虛實之分。自中元以降。氣薄脉弱。强者少有疾病。弱者何堪設想。推原其故。非氣脉所關。實由心志招之耳。自人心謀食謀利之說起。奸巧詐僞。愈出愈奇。恭而無禮。作爲苟營。而憂道不憂貧之旨。嗒然喪的然亡矣。心勞則氣薄。氣薄則脉失和矣。蓋嘗論之。天地以動靜爲循環。人身以動靜爲週復。天體本靜。其動者日月星辰寒暑晦明爲之轉樞耳。地體亦靜。其動者泰華峰勢海洋潮汐爲之運移耳。人身一質體耳。本無動靜之可言。而其所以爲動靜者。氣血之運行。六脉之貫輸而已。故人之立於世界。參天地而兩之。爲萬物之靈者。以道心道脉具也。道心者何。無將無迎。不勸不懲。而自爲善方也。道脉者何。不遲不數。

持和持平。而通輸任督也。故曰仁者見之謂之仁。智者見之謂之智。大道之要。仁智爲主。大脈之源。仁智爲根。蓋仁動智靜。古非所論。而今也則不然。心不起而氣不行。念未生而血不調。心者爲靈爲賊。執其兩端。念隨乎心。故安禪制毒龍者喻心靈如龍也。愼時避狂虎者。喻念猛如虎也。制龍避虎。夫然後天得其淸。地得其寧。脈得其平矣。夫脈者。默之謂也。必靜而後斯和。靜極思動。自然之軌。奚有乎遲數。而後有動靜耶。噫、世之醫者。何不探其本而爲濟人利物之需。不愈乎謀食謀利沽名沽譽之敷衍。豈不懿歟。豈不休哉。

(三)剛柔類。　易有之。立天之道。曰陰與陽。立地之道。曰柔與剛。立人之道。曰仁與義。天者氣也。故分乎陰陽。地者質也。故形乎柔剛。人者兼炁質而運於脉。故察乎仁義。自事理言之。仁義即忠恕。自脉絡言之。仁義即氣血也。尼父三戒。首曰血氣未定戒之在色。次曰血氣方剛戒之在鬬。再次曰血氣既衰戒之在得。旨哉、言乎。洵千古大醫之本也。蓋不患其有形之疾。而患其無形之憂也。天道不化。則地道不成。而人道無所立矣。人道既立。必有輔翼匡直之功以育之。而後德明性善。疾斯却矣。柔順利、牝馬之貞。主乎地者也。於形爲臟。剛健應飛龍之吉。主乎天者也。於形爲腑。臟者藏也。納萬物而育之。腑者府也。聚萬形而化之。腑化臟育。而後孳生弗已。天府地藏。人而兼之。故氣不化則血不行。血不清則氣不舒。不化不清。不行不舒。鮮有得其調者。疾之徵於是乎伏。夫脉之行也。運於腑機者則爲剛。循於臟樞者則爲柔。循剛則察乎右關。循柔則察乎左寸右尺。胃主陽明。剛健得中。心腎爲手足少陰柔順之始。始柔則無剝床脫輻之凶。剛中則無滅頂濡尾之患。故陰盛則脫弧。尙有載鬼之疑。陽亢亦招負乘致寇之嫌。故曰戒乎無形。防於未然。胃不因口腹之欲。何有乎停滯。心不因名利之欲。何有乎悖怔。腎不因縱肆之欲。何有乎涸竭。斯三患者。氣血先損。形質繼之。是以君子惴惴焉。惟恐善行日有不足者。盍思其本乎。善於已者爲之養仁。善於人者爲之含義。養仁必制念。含義必克欲。制念克欲。而後六脈剛柔得其平矣。

故曰天地生物。惟人爲靈。又曰百骸萬変。主於一脉。靈者善則循之。惡亦能誘。脉者平則無恙。偏亦有徵。故大醫無不養靈。無不和脉者。守尼父三戒以爲本也。不然。縱欲敗度。放僻邪侈。而脉弗能平。疾癆叢生矣。此大醫所以不究浮沉遲數。只論五常之本者。深思極研。却疾和脉之功。豈曰小補云乎爾。

第二節　候息

第二節體例候息正文應頂格誤低三字(此文原列勘誤表特移此以記之)

一呼一吸之謂曰息。息者消息胎息也。在天者日月盈昃。寒暑往來。無非二炁中呼吸而已。在人之寒煖虛實。亦何莫非呼吸偏正。天與人同。故其息相接。而受炁之初。一秉輕清之至善。故息曰胎息。胚胎化運。在於先入者爲主。夫運行有正有偏者。非審乎後天之消息。不可按而得也。今有人焉。舍胎息之本。而逐消息之末。以爲息之候。驗在於脈。至是猶亡羊而使瞽者追之。

其愚不亦甚乎哉。盖先天胎息。上通泥丸。下及骶趾。中包氣玄之宮。緣督以爲經者也。此上古之世。人壽世和。天無夭厲。人無短折。鬼不哭。神不擾。四象和而三界平。五蘊空而六塵淨。胎息之功。偉乎尚矣。中古以降。人物充斥。欲慮日增。胎息之本元斲喪。恃以養生候息者。天地間之時序。物欲內之消息而已。故生尅制化之說作。以爲消則息。息則生。生則尅。尅則制。制則化。化則育。育則繁。繁則復歸於消。執循環之道。謬解候息之功。甚矣其悖也。殊弗知吾身自有大循環在。不能養氣者不足以化炁。不能化炁者不足以緣督。不能緣督者不足以踵息。踵息者胎息也。何爲胎。曰羞惡之心。草木皆有。夜合之葉。朝開夕閉。藥蓮之花。辰放申捲。具胎息之功也。人具胎功。息不至而候。不按而驗。何者。含活時於身也。故曰息息相通著意尋。莫悞胎炁化育神。此即大丹火候。亦大醫所當深究者也。
玆分述消息胎息如下。

(甲)胎息類。

(一)候氣類。　氣始於素。素胎於玄。玄之又玄。胎息始靈。而炁無不清化矣。炁化息動。萬變循經。故天籟吹變。炁勢所化。本乎清輕之炁。追本溯源。胎乎渺茫而已。質從炁育。胎乃畢現。此天地氤氳萬物孳生之本源也。人受炁之始。與萬物稟受無異。惟蒼空之玄。淼邅之虛。較萬物爲妙耳。故炁賦而靈生。靈生而性正。性正而命立。命立而胎定。胎定而息隨。息息綿綿。五體四肢。百骸九竅。因而賦役於炁主焉。炁闢則化氣。炁闔則化血。氣血合軌。百脈爲一息相通焉。故曰胎胞素靈。始於一玄。呼吸感應。運於一息。故炁者息之體。而息者炁之用也。臀膚之地。衛乎尾閭。保胎息之炁而設也。候其息者必先候炁。炁充則運。炁清則升。

運則至驗。升則脈定。至驗則脈易察。脈定則血易別。察其氣至。別其血脈。而後升降清濁於是乎判矣。蓋未有天地之先。渾沌之囫圇。何者是胎。何者是息。殊不知渾沌之中。大息存焉。囫圇之中。素胎定焉。胎素則化。息大則運。化運之後。胎息瀰遍六合而物生焉。故候其脈者。木脈值而植物生。金脈值而動物生。火氣值而飛物生。水脈值而潛物生。土脈值而萬物厚生矣。其於人也。腎炁値而息沉。心炁値而息浮。肝炁値而息淵。肺炁値而息冲。脾氣値而息敦。之數候者。驗於天地。萬古循環而已。驗於人身。萬変無忒而已。循環中之眞循環。不忒中之妙不忒。非善養浩然者。烏足以知大醫候炁之功。故緣督爲經。可以養生。可以盡年之語。豈徒爲玄秘而作。亦醫者所當奉行惟謹之針砭。愼乎哉。

(二)凝息類。　水凝則冰。火凝則晶。氣凝則汞。血凝則鉛。息凝則玄。冰也。晶也。汞也。鉛也。全歸於玄。玄極則杳冥恍惚之中。無非同光和德。故墨子有絲染蒼黃之論。尼父有去亂朱之紫之言也。慨夫無息不凝。無靈不明。上古以之而息息綿綿。無非性天命海之基。中古以往。巧思百出。命海日摧。息之凝者。今則格格不通。其故何也。可南可北可黃可黑故也。今舉夫凝息之理。以詢於三代而下。彼必以爲妄誕不經。其物欲日深。而靈明日敝也。是以求道者必先求醫。求醫者必先求息。息息相循。而無間隔者。名之曰凝。故曰天氣不凝則萬物不化。地質不凝則萬物不育。人息不凝則祖根不立。化育以天地爲本。立道以則天地者。人也。人之所以存者。息也。息夫物欲者則萎。息夫凝玄者則健。天行健。息健也。坤利貞。息貞也。健貞皆凝也。故凝乎冰晶汞鉛者。息乎太素之始、渾然洪然。虛空圓滿。

無尖披離合之分。無訌轂接適之序。其烝不洩。其華不露。故其升降清濁。旋斡自如。無盈朒虛時實刻之謬。故其息也凝。及人物剖判。息涉於嘵嘵擾擾之利欲仁義。故神分烝疲。而息不凝。嗣復以降。疾病日繁。診厲愈衆。聖者作。制醫藥以爲凝息之資。而後生命傒蘇。秘旨攸歸矣。世醫不察。舍本逐末。而生命於是乎更危。故曰治病於未然者。必以凝息爲本。而後冰晶汞鉛。相接於刀圭。其醫宗之至玄乎。

(三)貫息類。 一貫之道。豈易言哉。其日用尋常通乎庸識而窮至之。固何難之有。書曰言之匪艱。行之惟艱。尼父曰中庸不可能也。此貫之所以不易綿綿也。故候息者首察造物之理。次格育物之德。遠明萬物之息。近合百脉之紐。夫然後息息一貫也。今之醫者。動以息爲脉之餘。殊不知息者脉之祖也。一呼一吸。萬脉歸根。猶之一寒一暑而成歲曆。一春一秋而主生尅。一潮一汐而爲旦暮。悉息所至。百脈俱通。故尼父以盡己推己爲成己成物之本。貫之之意也。必盡己而後推己。此無己非人誠中形外之功也。成己而後成人。此誠明雖愚柔必有明強之德矣。故息則貫合天地之妙變也。天得一以清。地得一以寧。侯王得一以爲天下貞。無非貫之義也。夫天有八星。地有八方。人有八脈。皆因息而通之。天炁不通則八星不耀。地炁不輸。則八方不靜。人炁不貫。則八脈不充。不耀則昏晨不辨。不靜則水火無別。不充則慧魯何分。故曰天地之大。炁息循環而已。人身之靈。炁息主樞而已。炁即息也。息亦炁也。炁息相凝。而豁然貫通焉。夫以人之智。本祖炁而息生。其魯者困於物欲而已。智者蔽於物欲。自以爲之得所。故流連沉湎。魯者雖困。稍覺即轉。轉則固守。用力日久。則貫矣。此究乎明德而論也。若夫脈息之疾。今之醫者。謂息主於華蓋。故頭受疾則醫腦。足受病則治執。(一作骫)此僅就一體之微。一經之狹。是何異壅土防決也。祖烝之初。一素孕萬靈。一靈育大千。又何能擇一經一肢而分晰哉。故君子事親以親而以道。愛民以仁而不以親。敬賢以禮而不言仁。何者。親親而仁民。仁民而禮賢。禮賢而愛物之道貫之矣。此盡己推己成己成物所以爲貫息之大本。而貫息爲醫疾之妙諦者。其斯理歟。

(乙)消息類。

(一)循序類。　序者。次序秩序之謂也。四時之氣。由春木以至於冬水。皆漸近而推輪。未或黍米誤也。氣息之運。由太陽以傳入厥陰。漸節而行。未或毫釐謬也。天地之大。有消必有息。有息必有消者。理數使然。亦氣之盈朒應如是也。故春不長則夏不茂。

秋不殺則冬不伏。冬不伏藏。春又不生長矣。人之氣息。一呼一吸之間。無不參於六合。太陽象天主乎化。厥陰象地主乎藏。少陽象春。爲東爲木。陽明象夏。爲南爲火。少陰象秋。爲西爲金。太陰象冬。爲北爲水。是先天之呼吸息氣也。後天乾坤相交。坎離成矣。故坎化爲少陰。而兌爲太陰。震化爲陽明。而離爲少陽矣。故返踵息必由坎離濟。乾坤不息。始克有期。期者。信時之謂也。

徵於志。驗於意。進於心。從運於八方。而後呼吸之間。無所不定。定斯靜。靜斯固。固斯充。充斯化。化斯神。神斯息矣。息極則動。動則生。生則暢。暢則盈。盈則昃。昃則消。消則虛。虛則止。止則復歸於定矣。蓋寒暑往來。不外乎斯理。而呼吸運行。亦不外乎斯義。審而明之。呼、卽天。卽陽。卽動。卽剛。卽健也。吸、卽地。卽陰。卽靜。卽柔。卽貞也。物極必反。卽循環消息之至言也。陰極必陽。寒極必暑。動極思靜。盈極思慮。皆漸進而成運也。天含其漸。則陰陽得其和。地含其漸。則峰坎得其平。人含其漸。則呼吸得其本。物得其漸。則生尅合其化。和也。平也。本也。化也。皆大道之根源也。探其源。復其根。而後何先何後。何消何息。是在候之者何如。明之者味玩耳。故曰息之來也。不測之機。息之候也。中庸而已。去其躁急。運於漸循。是非大醫之玄乎。

(二)息守類。　走而不守者。呼吸之偏者也。偏於急則爲喘。偏於滯則爲嗽。喘爲風而嗽爲火。風火搏之。氣息弱而失其平矣。故偏之爲害在於流。流則滑。滑則盡。盡斯窮矣。君子之道。費而隱者。通窮達變也。有春夏之生長。無秋冬以收藏之。則窮。生生之數。安有不息哉。故生長者走也。收藏者守也。走者動而守者靜。動極則消。靜極則息。消息之理。不偏不倚。循環無端。故執息之中而養之。雖走猶守也。守之之德。善止而已。天地之高明博厚。止於悠久。日月麗輝。止於缺昃。人呼吸之動靜。止於至善。嗟乎。止豈易言哉。惟弗能止。故弗能守。守於一而後息定炁守矣。故善於涉者中流穩舵。善於騎者懸崖勒韁。是守者虛心而已。心虛。雖守猶走也。珠圓則走。盂方則守。走者勿失其和謙。守者勿失其活潑。斯爲善矣。若夫吾身之呼吸。功候功養。即走守之謂。

消息之本。智者若斯。而昧者無識無慮。節食戒欲。亦走守消息之類也。能明消息之機。走守之平。斯無疾病之侵矣。故曰過走傷於心形。過守傷於脾膚。傷則困。困斯憊。憊斯萎矣。草木植物也。靜性也。陰雨過重。無和風麗日以煥揮其形。是守而不走。萎矣。虎狼動物也。燥也。烈日炎風。無甘雨以潤其情。是走而不守也。困矣。燥矣。是以人者居天地之中。爲萬物之靈。喘嗽愈多者。

何也。走守不得其平也。是皆偏之過也。偏則不平。不平則鳴。鳴於天地者。謂風飈有以致之。鳴於人。謂喘嗽有以激之。是不啻讔語也。蓋天地運行之氣。消息不當。故風飈爲害。人身脈息循行。呼吸停滯。故有喘嗽之患。風飈即人之喘嗽。喘嗽亦人天之風飈。是皆走守未定之故耳。善養而後止。善止而後定。善定而後守。詎虛語哉。惟願醫者毋拘於血脈氣息。無一息守之說。則抱疾者受患多矣。愼乎愼乎。

㈢調息類。　夫息何爲而調也。陰陽闔闢。剛柔動靜。無非息主其樞紐。息不調。則剛者不收。柔者不振矣。天之日月。有盈有朒。調之象也。地之山海。有高有下。調之勢也。人之肢體。有長有短。調之形也。物之存立。有壽有夭。調之數也。故象也者。像也。象其德以調其著也。勢也者。示也。示其宜以調其流也。形也者。行也。行其運以調其和也。

數也者。述也。述其理以調其過也。百齡之人。終歸於化。調其生死以爲世平滿溢之患也。千歲之器。終歸於碎。調其成破以除寶物之害也。故調者持平之謂也。過仁則弱。過義則僨。過禮則勞。過智則愚。過信則執。弱也。僨也。勞也。愚也。執也。是皆不調之害也。調弱以明。調僨以穩。調勞以節。調愚以讓。調執以權。明則無婦人之仁。穩則無小人之義。節則無軒冕之禮。讓則無斗筲之智。權則無果亂之信。君子有斯五調。可免偏枯之憂矣。在醫者亦何莫不然。呼象天而吸法地。輕清則調。重濁則偏。五藏之息。則於五常。人不仁也則肝息急。人不義也則肺息促。人不禮也則心息滑。人不智也則腎息濁。人不信也則脾息浮。五者致疾之原也。肝調則緩。肺調則平。心調則慈。腎調則清。脾調則實。五者充息之本也。去夫致疾之原。養其充息之本。則天之四時。

地之四位。人之四象。皆調而和光同德矣。故曰調息綿綿。息歸於玄。其斯之謂歟。今也五常亡矣。人欲衆矣。充塞本性。惑折正命。惟壽夭是求。而不問息調。疾病則藥物是求。而知調息之本者寡矣。是何異揠苗助長也。豈不大可哀哉。惟顧候息者明乎調息。則消息胎息之本。豁然無間矣。

第三節 應變

易繫曰。窮則變。變則通。此應變之道也。夫陽之極也不變則亢。陰之極也不變則凶。陰陽各走極端。則生尅不能持其循環矣。故復爲一陽初動。變六陰之極於下者也。二變爲臨。三變爲泰。四變爲大壯。五變爲夬。六變爲乾。老陽之六數成矣。六爲陰數。陽既極而一陰動於下。變爲姤矣。二變爲遯。三變爲否。四變爲觀。五變爲剝。六變爲坤。六陰極矣。老陰既極必變。故一陽又動於下也。故復者子月也。萬物滋養之候也。臨者丑月也。萬物解紐之候也。泰者寅月也。萬物孕生之候也。大壯者卯月也。

萬物暢茂之候也。夬者辰月也。萬物振煥之候也。乾者巳月也。萬物斯盛之候也。此生之極也。必有剋以制之。故七月於卦爲姤。姤者午月也。萬物悟眅之候也。遯者未月也。萬物味根之候也。否者申月也。萬物伸實之候也。觀者酉月也。萬物憂折之候也。剝者戌月也。萬物宿蔕之候也。坤者亥月也。萬物藏荄之候也。藏因剋極而化也。化則氤氳。氤氳則物弗至無所接系矣。在人身之變。復臨爲膀胱及腎。泰大壯爲胆肝。夬乾爲小腸及心。姤遯爲胃脾。否觀爲大腸及肺。剝坤爲胞絡及三焦。其變、也與天時同。茲將應變之道。晰述而詳分之。

(甲)烝變類。

(一)靜應類。

天地之候。四時不齊。其變也幻耳。幻則應之以靜。靜則時變猶不變矣。故曰强健不息。防變於未然也。括囊无咎。應變於既來也。烝之化也。有寒有煖。有燠有厲。觸寒則藏。觸煖則煥。觸燠則生。觸厲則殺。藏煥生殺。無非變也。無非幻也。變則有形。幻則無質。以日月風雲雷雨。下及山海昆蟲草木。無非形也。無非質也。以光陰循環生死往來而論。何非蜉蝣之世界。安得謂有形質哉。故春陽上升。至夏而變炎。當應以冷淨。夏陽熾灼。至秋變肅。當應以和慈。秋陰颯沓。至冬變收。當應以韜養。冬陰凝結。至春變闢。當應以謙愼。是皆靜應之本也。知其本者道寓於靜。寓乎道者。雖彭祖爲夭。而殤子亦可爲壽矣。若夫氣之變也。初則陡作。繼而漸進。漸進易防。而陡作難度。易防則忽。難度則謹。此人之通病也。殊不知星星之火。可致燎原。涓涓不塞。將成江河。謹於難。忽於易。故也。是燥惰之過也。燥惰則不靜。不靜則不空。不空則不淨。惟不淨。故不能幻視一切。而不能應變也。故君子當烝之變也。戒殺齋心。敬祭慎禮。奉以粢盛牷牲之祭。薦以殷綸和音之樂者。應其候也。候應則烝無所變也。秋殺犯。冬眚赦。剋生之際。互寓於中。亦應變之道也。人身與天氣地氣相感。故其變也亦同。應何所應。曰靜而已。靜則寵辱不驚。理亂不聞。寒暑無預。災沴無侵。強弱剛柔之分。亦於我罔所聞見矣。果能如是。動植皆幻也。天地亦幻也。而吾身更屬幻也。又何疾病沴厲之有哉。惜乎。惟此靜也。復初之功。世人弗知。悲夫。

(二)本應類。　墨子曰。戰雖有陣。而勇爲本。

喪雖有禮。而哀爲本。士雖有學。而行爲本。甚矣夫本爲修身之要也。尼父以孝弟爲人之大本。所以醫乎心而應乎變者也。故曰修身以俟之。俟者待也。待時之動。而預修以應之。君子之本也。本固而枝榮。本强而末理。治國家之本也。本健而脈通。本循而氣正。治身心之本也。所以治其本者。以應外而干內者也。災厲之來。起於無形。靜以守本。則災厲無預我身矣。禍患之作。發於細微。而我靜以謹本。則禍患無加於家國矣。天地之大。烝化質育。不愆不忒。循序不息。則本順受其正矣。人身之重。脈貫絡輸。不滯不滑。則命順受其正矣。正其本。天地之德玄同矣。正其命。則人之德合於天地矣。烝主化。清而健。故爲萬靈之本。本即主宰。即樞系也。舍其本而物不化。棄其本而變不消。是弗能應之故也。應人之變。以弭天之變。則本立而道生矣。道爲萬靈之樞。故天法道以自然。人法道以無爲。自然者無不然也。無爲者無不爲也。以無不然而然。天地之本固矣。以無不爲而爲。人身之本立矣。固其本故天地常存。立其本故性命自正。常存者以蒼空爲本。自正者以虛谷爲本。傳曰。君子不欲多上人。空虛之謂也。空則謙。虛斯愼。謙愼即克戒之本。克戒。德也。德爲道之輔。道生故曰純一不雜。於穆不已。之道也。之本也。應乎天變則孛彗蝕熒。皆化爲福德。以應乎人變。則夭折凶疾。皆化爲坦蕩。若夫身之本主乎心。心之本主乎虛。虛之本主乎正。正之本主乎誠。至誠之道。可以前知。矧曰應變云乎哉。惟誠也則不欺。不欺故無怨尤。無怨尤故無愧怍。此治身而醫心爲本也。盖嘗思其故矣。變者由人自變也。果能正其心。誠其意。天時雖變。而我之本固自若也。何用乎應。更何有乎變哉。吁、行爲德本。孝弟爲行之本。入孝則外能老老。出弟則遠能長長。老老者敬謙也。長長者愼從也。敬謙愼從。有不盛德若淵虛懷若谷哉。此疾病之所以不侵也。本爲無爲妙醫。詎虛語哉。

(三)養應類。

養之爲意也大矣。天地鴻濛。非養無以闢。人心不正。非養無以復。植物萎頹。非養無以茂。性靈悴失。非養無以還。故曰養者養其自然之德也。充其浩然之氣也。養之有素。應乎變者無堅弗披。無隙弗入矣。人之生也。良慧靈妙。四德俱備。惟欲物染觸。以害爲養。天賦四德。蕩然無存。豈不哀哉。所以然者。過之害也。過良則疲。過慧則愚。過虛則妄。過妙則傷。過者動之害也。動爲陽。陽極則亢。亢斯吝。吝斯凶。凶有悔矣。故曰養德合時。無過無勞。勞則離乎養矣。故曰虎不可離於山。魚不可脫於淵。養失其宜則凶也。若夫人之所以爲養者。虛恬淡平。則無患矣。今也人心每下愈況食稻粱者必饜珍羞。衣大帛者必御狐腋。何者靈慧太過也。過則亂。亂斯貪。貪即害矣。蓋人所持以應變者。氣充炁養而已。故珍饈過者食必不飽。裘服重者衣必不暖。不飽則血損。不暖則氣傷。血損氣傷。非疾而何。非變而何。疾變之由。縱欲貪得。此揠苗助長。孟氏所不取也。且子張干祿。冉氏聚歛。彼二子者。曾親聞洙泗之訓。杏壇之教。尚不免物欲傷靈。又何責乎下愚。然愚不自用。克念即聖。克己養氣之本。愼獨應變之要。朝服立於阼階。烈風迅雷必變。愼獨之功也。蔬食飲水。屈身陋巷。克己之德也。無思無慮。修人合天。靜以制動。柔以育剛。養之道也。易曰以貴下賤。五千言曰寵辱若驚。故能爲而不矜。有而不恃也。世之人抑迷淪邪。何以害者爲養。養者爲害也。惟顧理欲之間。辨於細微。斯得善養。善養則天之變無自而入矣。又何嘵嘵斤斤而以應爲事哉。諺有之曰。養本得本。應變無變。其斯之謂歟。

(乙)形變類。

(一)生尅類。

形者血之澤而精之餘也。五氣之化。五行之運。五味之適。五聲之雅。五色炫惑。五方錯綜。皆形之含弘也。故曰生於正者尅於正。生於偏者尅於偏。偏正生尅。而形變矣。五千言曰。五味令人口爽。五色令人目盲。具斯以還。變之害大矣。五子之歌曰。內作色荒。外作禽荒。甘酒嗜飲。峻宇彫牆。有一於此。未或不亡。此言變之烈者也。故進而言之。惡紫亂朱。惡莠亂苗。惡鄉愿亂德。於戲。是從有形無形。僞君子眞小人之際。而分其變者也。天執行日月。其度毫釐不謬。北極掌斗樞。而衆星拱之。不差飛宮。海收黃流。不變其性。涇渭合流。不分其神。是形之未嘗變也明矣。然其變者自變也。宮絃不挫。則生不變商。鹹不加甘。

則不變酸。赤不觸青。則不變紫。故曰習與性成。變斯大矣。五行之初。何者爲生。何者是剋。生剋既成。而素形亡矣。亡則窮。窮不得不變矣。變斯爲遁天之刑。受遁天之刑者。其道無由。其德無據。巧言令色而作僞心勞日拙。疾病叢生矣。君子守身如玉。防白圭有玷也。防之者必自去欲始。去欲必自恬淡始。恬淡者目無色也。耳無聲也。口無味也。心無行也。跡無方也。無者亦無。而之歌曰。內作色荒。外作禽荒。甘酒嗜飲。峻宇彫牆。有一於此。未或不亡。此言變之烈者也。故進而言之。惡紫亂朱。惡莠亂苗。惡鄉愿亂德。於戲。是從有形無形。僞君子眞小人之際。而分其變者也。天執行日月。其度毫釐不謬。北極掌斗樞。而衆星拱之。不差飛宮。海收黃流。不變其性。涇渭合流。不分其神。是形之未嘗變也明矣。然其變者自變也。宮絃不挫。則生不變商。鹹不加甘。

則不變酸。赤不觸青。則不變紫。故曰習與性成。變斯大矣。五行之初。何者爲生。何者是尅。生尅既成。而素形亡矣。亡則窮。窮不得不變矣。變斯爲遁天之刑。受遁天之刑者。其道無由。其德無據。巧言令色而作僞心勞日拙。疾病叢生矣。君子守身如玉。防自主有玷也。防之者必自去欲始。去欲必自恬淡始。恬淡者目無色也。耳無聲也。口無味也。心無行也。跡無方也。無者亦無。而有更何自有。又安得所謂聲色味方者在。生剋之理。於我何預。疾病斯消。災害不侵。又何陶鑄云乎。所以然者。目不妄視。耳不妄聽。心不妄思。足不妄動。即無形也。形之變者。我以其有斯有。我以其變斯變。我以其生斯生。我以其尅斯尅。此無我相所以爲却病第一妙劑也。蓋我字左戈右戈。二戈相爭。本元戕矣。戕其生者必爲剋。戕其正者必爲偏。戕其素者必爲變。變偏尅三者既昌。而後聲色方味斯亂矣。故曰守雌抱一。嬰兒是素。蓋言變之難復也。惟無空不空。無靜不靜。無守不守。醫斯正。形斯固。疾斯却。而生剋無間矣。勉乎哉。

(二)制化類。

天地生物。化育爲功。化非制不足以節育。長夏之積。物之充塞。形形色色。瀰滿六合。幾乎乾坤弗能容其迹。秋飈一作。肅殺嚴厲。萬物收而萬木凋。制之謂也。然秋不制則春不生。而化無所施。育亦無所資矣。夫形之變也。非變也。氣相度也。萌芽時代。其形嬌柔。少壯時代。其形充潤。老耄時代。其形頹唐。氣質本無異。運行有强弱故也。强弱之分。在動物則兼攻。在植物則堅簿。人與物固無二也。惟本系則不同耳。物靈偏一。人則含萬物之秉也。故物。其形也。與奪秉之於天。人則與天而奪於已也。何以知其然也。禽獸之性。不過食色。人之性也。正則保太和以陶鎔乎天地。偏則有甚於食色者。故曰形之變也由乎心變。形之化也由乎心化。而制也亦由乎心制。孟曰放其心而不知求。心放則形放。放則變於窮矣。人之所以異乎萬物者幾希而已。心動斯化。心靜斯制。制化操於動靜。故曰與天地參。人奈之何不醫乎心之變。以爲務德之本。而徒事形變以爲講求之需。舍本逐末。可勝言哉。噫。

(三)盈昃類。天盈則午。午初昃始。此形形色色所以更移也。午者。生之極而尅之漸也。午數爲天地之中。中即盈昃之關鍵。故曰天地之盈昃。寒暑晦明而已。人物之盈昃。新陳代謝而已。寒暑晦明。新陳代謝。其中具偌大變幻。無數榮枯。是非有無中之大有無乎。故無相有相。無聲有聲。不色即色。不空即空。何莫非從變幻中來。蓋天地生成。非變幻無以形其不測。故於穆純靜之旨。極喩無爲之爲。無能之能。是盈昃之理出乎自然者。要皆莫知莫測者也。古之善養生者。內專於靜。而外應乎變。非其才智有以過乎今也。特此以私累無牽而志於道故也。今世之人。道其所道。而不爲古之所謂道。其本已迷。故其生也與世浮沉。隨波逐流。如野鷺之趨食。安得有所養也。一遇天變則嗒然若喪。遇乎身變。內不知省。更不知思患預防。以己心之機械爲道。是好盈也。好盈戾即至矣。戾生於滿。古訓昭然。世人何不守恬靜之道。拋虛浮之名。則形無所變。我亦無所用其應也。是即不應之應。不醫之醫。可不慎行潔己以奉之哉。

第四節　研幾

不疾而速。不行而至。神之謂也。神即幾也。天地之幾。皆在恍惚之間也。故其來也不可度。其去也不可測。度測之功。惟在於研。研之之道。開闔動靜而已。故曰一闔一闢。一剛一柔。天地之幾。在乎斯矣。

夫幾之爲物。無形無影。無氣無臭。靜與陰同波。動與陽同德。成天下之業。開天下之務。是故鬼神宗之。人物由之。天時循之。地宜相之。舉凡毫末草芥之微。河海山邱之廣。無弗從斯而化也。故曰至誠之道。可以前知。又曰居其室。出其言善。則千里之外應之。皆幾之樞也。誠則明。善斯復。幾於是乎得其研矣。嗟乎。幾可通未來。察既往。醫性之功於斯爲大。茲將功用分述之如下。

(甲)靈極類

(一)探源類。　物之始生。必由於靈。靈之源由於素而已。今試舉宇宙之大。而詳研之。胎卵濕化之動物。鮮麗貞固之植物。星羅棋布。彌漫無涯。更不知其所自來。其極也始自一胞系。而易所謂黃中通理。不過言其資成。然受炁之初。尚未測其氤氳之境也。說者曰。一炁而天地成。氤氳而萬物化。又何幾之可論。邵堯夫曰。思慮未起。鬼神不知。不由乎我。更由乎誰。非幾之謂乎。蓋幾之源。先覺先靈。靈不棄養。覺乃悟矣。欲悟必研。欲研先探。探其精髓。大悟大覺矣。故曰中庸難能。然而須臾不可離者道也。道外無他。中庸也。中庸之道。不偏不倚。而肫肫之仁。淵淵之天。幾斯在矣。仁者即幾之源也。觀冬藏之候。一荄之微。中寓二仁。其色潔白。是其素也。逢春蒙泉。核仁破裂。是其幾也。萌芽初生。一塵不染。是其靈也。故靈充則日生。幾動則日化。素固則日守。

守而後化。化而後生。源斯在矣。夫天地之大德曰生。成大德曰仁。仁德即靈即幾。然皆出乎素者。源始故也。人之幾曰烝。靈曰神。源曰虛。守斯三者。性命之源正。而道德之幾固矣。正源固基。日新日資。本斯立矣。本立道生。道生烝神虛三寶。既洞洞悠悠。又何疾病云乎。吁、吾人亦何不探道之源以合吾靈之源哉。

(一二)尋宗類。　夫物莫不有宗。惟尋之者非過之即不及也。幾也者。尋宗無宗。離宗無幾。此釋家所以有須彌芥子。而道家所以有乾坤一壺之說也。天地之大。宗於道而尋於幾。道而不立。幾將焉動。是以幾之宗亦道也。易繫曰知幾其神乎。君子見幾而作。不俟終日者。非特避害遠禍。亦非求多福也。所以然者。納乾坤於吾身。藏六合於一心而已。幾爲萬靈之樞。其動也如山岳洪濤。莫知其來。莫知其止。神化莫測。變幻無端。故崇其無聲無臭之載。以爲超塵出世之資。而後可與言道也。蓋自道生一。一而二。二而三。三而後陰陽各三而爲六。烝六氣六。萬化由此出。萬物由此生焉。記曰通一而萬事畢。書曰惟精惟一。是非尋宗者至妙之徑乎。故得於一者疾厲不生。灾害不侵。無夭札之患。無短折之凶。恬淡平易。虛無無爲之至樂。得矣。今也以虛樂爲道。以口腹爲宗。本迷蒂失而幾亡矣。幾亡而冺神無依。於是乎六經百脈之間。水火相侵。金木相剋。而五行之基頹矣。疾病灾害。雜然而生。是誰之過歟。噫、世人何不尋宗一之機。以爲歸宿之本哉。

(三)證實類。　虛實分而後理欲判。理欲判而後人物異群。異群之說。肇自中古。中古以降。虛僞日衆。各派源流。雜然紛起。道於是乎下在稗稊。而異奇之疾於是乎出矣。証諸往鑒。曷勝枚數。所以然者。天冺化而蕃。地氣育而庶。蕃庶則爭。爭則各極其秉。此道之所以失也。道失則何謂平理。何謂平欲。理欲無分。致疾之由。欲証斯理。必從幾始。幾之爲用。動靜之間耳。故不待日月而明。不待雷霆而震。不待雨露而潤。不待霜霰而殺。不待水穀而活。不待導引而壽者。夫然後莫化之神。不測之幾。始可與言闢闔也。闢斯動。闔斯靜。動則虛。靜則實。虛實之間。不容毫髮。故乾坤之靜也。各司南北。各形黑白。各實其實。各虛其虛。當是時也。即實即虛。即虛即實。何者是理。何者是欲。及乎幾意初萌。太極立。兩儀分。天地判。清濁虛實。無所不剖其極矣。故乾自南而北交坤。中陽陷而坎成。坤自北而南交乾。純陰失而離麗。坎成離麗。而後內實外虛。內陽外陽。內虛外實。內陰外陰之道立。而理欲有不從此判者乎。故曰渾渾噩噩。天地之實。絪絪縕縕。天地之虛。實則人物無間。虛則理欲是著。無間之世。即理欲亦無。又何虛實之証。今也去古彌遠。失道愈衆。以虛浮之理欲。而証以實則。故心勞日拙。而疾病叢生矣。若然者。烝氣不化。靈神不凝。役形哀志。意神之幾。日無暇晷。斯乃致亂之源。擾幾之蠡。又何虛實之可証。嗟乎、源之尋實証之本也。奈之何不靜悟默養而爲歸根蒂哉。

(乙)圓極類

(一)默化類。 天道生生。不外乎默。默者所以靜養功候而造大成者也。故曰天何言哉。蓋烝氣之分。不過動靜。動則躁。而靜斯默。躁則壅。壅則滯。滯則氣塞矣。默則化。化則流。流則氣孕矣。夫太極之初。物物理理。無非一個囫圇圓胞。又何分乎動靜。更何辨乎躁默。特以文化日進。生類日蕃。此圓靈之幾。由黑水白山。一變爲青木赤火之世。而後黃中土質。因四相之生尅不已。而作歸元之階。此圓極之名始立。而歸元之徑。人猶未識。何也。本初覺路。至簡至易。至庸至平。其不識者由於靈昧。靈昧由於物染。物欲染而後正覺之路迷。如茅塞於心矣。茅塞乎心。則凡性善之初。命蔕之系。墜於重淵矣。故曰致虛極。守靜篤。能爲嬰兒之戀慈母。能爲雌鵠之伏卵雛。則本來之圓極。始可識徑。識其徑者惟在緘默。默中勝境。曰虛曰靜而已。靜無不化。虛無不靈。

化育萬有。道孕萬靈。幾其在斯乎。故曰一泓之水。必有來源。一枝之木。必有根本。拔本塞源。木枯而水涸矣。是以舉其大者必謹於細。任其重者必察於微。細微者即重大之本源也。然而疥癬不療。終爲心腹之患。骨疽不除。可致性命之憂。故善射者引弦不三滿。善泅者乘浪不三逆。皆愼之於始。終無缺溺之害也。善醫者亦何獨不然。因天之時。察地之宜。辨其强弱。審其虛實。

而後脈之幾斯立。病之源可不按而得也。所以然者。炁化則神默。神默則靈凝。靈凝心虛。圓極固活潑潑在也。有何疾之不能療。又何病之能侵哉。吁嗟乎。天運之化。無非循環。循環之幾。惟在於默。吾人奈何不退一步想。而造乎平默循序之域也哉。

(二)喩悟類。　君不密則失臣。臣不密則失身。幾事不密則害成。喩道之難守也。故守之不堅。喩之愈艱。而悟之更非易也。故守乎道者。必心無纖塵。而念如止水。斯可由靜而喻。喻而後悟也。國之法紀。至嚴者也。貸人之死。而人樂爲之死。至迫之使戰。而人怯於戰。何也。一報於德。一傷於威。故也。今日有欲其赤子速長成。而强飲食之。必致受疾者。腸胃弱而不能容也。天生萬物。必生而後剋。制而後化。故無滿溢剛折之患。人立乎天地。非衣不煖。非食不存。腸胃猶赤子也。而又重以利名之勞。珍瑤之味。

亦强飲强食之譬也。故漆園舉列禦寇無能無求蔬食遨遊之說。以爲醫心之藥。旨哉言乎。且夫舉天地之大。循環而已。氣度生剋。自然而已。人物蕃庶。生化而已。又何有能之可言。求之可論哉。第以貪嗔之心日增。而虛靈之機日亡。故百歲之壽。未得數數見也。即或有之。而喜怒哀樂。求之中節。亦未之見也。是以君子不以養身者害身。節之謂也。亦不以害身者徼倖而養身。

自然之謂也。中於節。循乎自然。幾於是乎靈矣。夫幾者。不疾而速。不行而至。寂然無爲。感而遂通。此所以爲靈也。若夫守道以堅。養心以誠。即不求其所以知而知。不求其所以爲而爲也。故曰天地之道。誠則不息。幾之斯動。天人分而善惡判矣。即此而喩。即此而悟。道在吾心。而心疾療矣。醫乎心。而身亦無所用其醫矣。豈曰小補云乎哉。

(三)素養類。

幾之動也。莫知始終。莫知流止。恍惚杳冥之中。捉之無由。測之無涯。蕩蕩莫名者。即斯是也。然思慮之起。偏則欲流。止則萎倚。故欲明不爲昧蔽。靈不爲欲染。必養之有素。而後震驚百里。不喪匕鬯也。蓋思慮爲意識之神。佛家言之詳矣。其所以諄諄不憚苦口焦脣而屢舉者。以心之靈如龍。幻化莫定。而念之猛如虎。猖狂莫遏。故必具空淨之眼。返觀內照。以待幾之動。而引於中正之天也。故古之善養者。布衣蔬食。靜默凝虛。不苟言笑。其神謐謐。其志恬淡。無軒冕之爭。無是非之求。內以去三尸。外以空四相。而適然自得。其理正而性命亦正。故其幾不觸而動。不感而通。其神凝矣。其炁浩矣。故能應物之變。遂幾之適。而無羈絆之苦矣。故曰智水仁山。鳥飛魚戲。無非是幾。要在悟之者探源得本耳。今也以利祿爲適志。以害身爲養性。烏得識其本源。本源不識。而性天流於偏矜。偏矜萌而幾蒂亡。蒂亡根斷。所謂復初之路。迷而忘返。噫、素有之性。天賦之。已養之。不能養者。是謂遁天之刑。天刑而人患立至矣。故曰天作孽。猶可違。自作孽。不可逭。非斯之謂歟。是以君子養其神而後凝。安其心而後動。藏其精而後化。固其炁而後虛。虛化動凝。而後綏之斯和。安之斯靜。誠於靈明。測於無爲矣。夫日新其德者。必也正身齊志。斯無偏觸之虞。無虞過寡而疾斯尠矣。無疾者心善養也。故無塵欲之擾者。夫然後研幾以待變。候息以察脉。而成己成物。格致之功。有不從斯而豁然者乎。而醫宗之歸。於是乎玄之又玄。而與太初同其德矣。可不戰競以奉深薄以求之者哉。

孫氏曰。天無私生。地無私育。惟覗培之若何耳。蓋生物之始。兙即隨之。病之來也必從口入。而飲食爲之主樞焉。蓋嘗論之。人非穀食不生活。而其疾病之由。亦由穀食也。故節飲食。愼起居。即却病之妙劑。吾人讀斯篇。細証逍遙遊養生主諸編。可以悟歸玄之旨矣。思邈附識

醫經秘錄第二卷終

醫經秘錄卷三

華仙陀著　孫仙思邈述

第三章　醫理要素

原夫物物循生。化育而已。化育分乎體用。體用析於方圓。蓋天體本方。其化而用也則圓。地之體本圓。其育而用也則方。故靜爲體而動爲用。雖筮龜之流。言之備詳。然河洛圖書。早發其奥義矣。試觀圖書之方位。與人身肢體節絡。毫髮不爽。然後黃岐曆數而研。大醫於是乎成。疾病癆瘵之無告者。至是有所恃怙矣。追其源。先輪之素而已。素靈不昧。道即在是。醫即在是。是道是醫。本無二體。體用不分。乃凝於神。神凝而復氤氤氳氳。寂寂化化。色色空空。形形影影。不竭不盡之物物。皆由輪界之外。而陶鑄乎陰陽矣。嗟乎。本素不泯。識神自無。無醫者謀之於利。而不謀於道者。其神耗。其心妄。其志賊。其病狂。所謂素者。將斲喪於無子遺。是誰之過欺。噫、醫人者先自醫。欺人者必自欺。此素之所以爲大道之急。亦大醫之要也。可不愼斯。可不愼斯。

第一節　剖節

氣候之運行也。節以序之。脉絡之貫通也。節以輸之。舉凡天地之大。江海之廣。木石之頑。草芥之微。靡不有節以制化者。恐滿而溢也。譬之木旺於春。至夏而休。秋而四。冬而相。節之故也。蓋木徙旺而不休。則生極而衰。徙休不四。則生機息。徙四不相。則循環之道亡。而荄仁無所歸宿矣。是節之用不亦烈乎。或曰。節者刼也。刼來而肅殺之勢成矣。或又曰。洪混未判。鴻濛未闢。天地茫然無形也。人物杳然無跡也。節從何自。剖從何始。請夫子詳言之。余曰。雞卵未孵。何者是雌。何者是雄。陰陽不分化育之機未離也。今取內黃外淸之橢圓形而剖之。內黃爲地。外淸爲天。內質外氣。內精外神。洞然明矣。其尖端爲首。而圓端爲臀。中爲筋絡骨血羽毛之具體。細悟細尋。則渾沌之先。天地胞魄未或離也。而四時之運行。猶今日也。節序之未紊。猶如是也。故剖天地之節者。據形理而言也。人法乎天地。形體氣脈。無一不若合符節也。故剖其質形精神上節腠之理。而詳列之。不其爲天地大觀之線索乎。茲晰述之如下。

(甲)六陽類。

(一)首部類。　乾爲首。爲龍。爲馬。以其至陽故也。至陽之變動。以時發伸而不屈其節也。於數爲單。於形爲圓。於紐爲覆扣。氣之所通。無少息焉。以其陽主淸。故耳目口鼻之竅。皆聚於首部。耳節聽。故其輪圓而節一。目節視。故其形長而節三。口節言語。故其形方而節二。鼻節嗅觸。故其骨高而節九。是皆陽數也。獨口之節二者。所以柱陰陽、出納也。今舉其始源而論之。髮動曰血之餘。殊不知未有氣。血何自來。是純陰者眞陽自寓。北地之寒也。而參茋生焉。天山北嶺。雪中生蓮。非陰極陽生之理乎。髮人知其陰也。而不知一髮剖之。非三即五也。壯健者或九數焉。是非至陽之證乎。蓋陸之高原低窪。生物必蕃。首部髮鬚生者。以其骨高低之處也。鼻孔至窪也。毫生於內者。以稟金土之氣而化塵也。故魚能水居而不見水者。分水之鯿在。人居塵而不見塵者。有分塵之毫存故也。天賦命。先賦其性。賦性必先賦節。節者度其運而制其餘。以化其不足也。是故六陽不節。必亢而悔。首節不持。必動而凶。君子朝乾夕惕。所以戒亢也。持節守道。所以防患也。節而剖之。則陽之數無非奇也。數奇而化。六陽之化。是首部爲之節要耳。

(二)首系類。　系之爲言。統而系之之謂也。蓋三百六五骨節。皆系於腦海外殼之最上一節也。故腦秉金天至肅之氣。其色也潔白。及化而爲離母之精。又雜以粉赤之色。是火尅金之象。故腦空虛者象天。質白象金。爲烝之祖。雜赤象火。爲血之主。是炁血雖週於一身百節。其總節則腦也。故君稱元首。以其有統系力也。夫首出庶物。言炁神精血充盈。而智慧思慮生化之機。皆由斯出也。故脛髀之節。直轄於腦節。言上下相通也。上下通而後相聯屬。上聯下屬。百節相應已。是以腰間之節。細而脆。至珍貴地也。咽喉之節。弱而隘。最危險地也。下親上故曰珍貴。一葦杭渡。斯其所以珍也。上迫下。故曰危險。干戈相爭。此其所以危也。然其爲珍爲危之本則大矣。腰節羕。循督而升至陽之樞。咽節食。循血而降至陰之紐。故曰陽珍陰危也。然而系之身者。即系於性命。性命失系。則首將焉附。此首系所以爲三百六五之統也。

（三）人物合剖首系類。

天地生物。性命同而形質異。此所以有人物動植之分也。物生之始。皆首大體小者。因腦力充而後化育之功備。故胎未熟而剖之。首先成形。

卵未燬而剖之。圓端爲首。他尙未完。首已具模。濕子未變。頭腦先現斯動物所以具靈於首也。若夫植物。亦猶是耳。核中藏仁。其色潔白。具金天之精也。其形分二。雖與腦大小有異同。而形則一也。豆之初生。芽大莖小。亦首系腦充之義也故其生無不具淸潔之正。而以烝屬陽而淸升。故由陽升則化。故六陽之經。手太陽。足少陽。皆循背而仰盂。陽主升故耳。其節也爲數皆奇。

今試歷舉其概而言之。太陽之節。𦚗背而上至於腦中。其數十三。合老陽四九之義。少陽之節。循背左而上至風門。其數爲七。合少陽一六之義。陽明之節。循腰上背右而上注水穴。其數十五。取天地五十之義。而爲金部之主樞焉。是以胃主消化。陽明足經。大腸主宣。陽明手經。二者居中轉樞。腦系充舒。智慧生焉。故竹節與少陽同者也。籐節與陽明同者也。柏樟䕋節與太陽同者也。人具各類之節。與天地同者也。故頭圓趾方。天地之象。此首部首系所以爲六陽之最要者。可不細研而深究之哉。

(乙)六陰類。

(一)腹系類。　坤爲腹爲牛。指陰類而言也。溯自地闢於丑。萬物育形。定八方之序。而爲生成之節。故東方震木主之。其數爲三。右旋而合於艮數之八。兌居西方。其數七。左旋而合於離之九。坎居北。其數一。右旋而合於巽之四。乾居西北。右旋而合於坤。是以六合二也。此地初闢之候。奇合之用也。洎形成質固。其合也。則一六水。二七火。三八木。四九金。五十土。十方之節以立。加水火之用事。而十二節定已。一節各有奇偶。二十四節週天火候成其序矣。而閏餘成歲。從奇不足偶。地法天。婦法夫。子法父之義也。故天氣不下降。地無以育萬物。父精不施。母血無以孕胞胎。雖云含弘載物。坤德之厚。然止而說。(音悅)男下女。即乾施化坤育形之謂也。觀卵無雄雞合而生者。則弗能孵雛。可以知其梗概矣。故腹息無腦息下運。不能戈種息之功。此陰節之數爲偶者。亦從陽之義也。

(二)物人陰育合剖類。

陰極陽生。陽中載陰。此哲學與醫學所宗。以爲剖理之需者也。蓋物極則反。九曲之腸。其烝必傳於少陰。九曲黃河。其流必盡於大海。何者、陽施陰受故也。是以胎生九變。卵生八變。分陰分陽故也。然胎卵所以異者。非僅形勢。所賦之性命。所秉之氣節又異也。故胎生者。有以百年爲春秋。而卵則以數年爲春秋。是即陰陽之分也。夫得乎陽。則氣健而形偉。性清而壽豐。得乎陰。氣弱而形怯。性險而壽短。斯所稟者若是。然其情之喜怒惡欲均也。試論蜉蝣蟪蛄之屬。朝暮爲春秋。其壽也遠不及卵類。而其食色之性。惡欲之情。攘奪爭逐。殆有甚焉者。其樂天之知能。固無所戚然於心也。人者。具萬靈之含育。其德與天地並。其道與太素同。故物類斯爲人所覆載矣。然而欲利薰陶者。雖有古椿彭祖之壽與殤子何異。朝聞夕死。雖蜉蝣蟪蛄之年。與天地同休。試剖其心而論之。禽獸濕化之類。以逐食爲心。故無他患。人則名利心。覬覦心。攘攫心。貪得心。是非心。兇悍心。六心一萌。而六節純黑矣。

故古人以心字作倒火形。(即火)惡其炎上爲害也。執斯以剖。則欲惡爲六賊之倀。六德之障。六陰之極。安得不有龍戰之禍。玄黃之血。吁。可畏也夫。

(三)物質接合類。 物即理也。質即體也。有此理以證此體。則化育之功著矣。化其體以接其理。育其質以合其節。則有條不紊矣。夫天純一不雜。故能化物之炁。地靜方直大。故能育物之形。炁化則形生。形育則節合。合其節則陰陽剛柔分矣。故接其理者。非晰之不能合也。合其體者。非剖之不能運也。是以大道之判。陽即物而陰即質。物非禮弗接。質非禮弗合。此陰陽所以能久存也。故曰物我無間。質烝一貫。言接合之本也。夫所謂本者。蒼蒼之烝而已。蒼蒼之中。空空洞洞。又安得所謂節者。即物質亦無也。又安得所謂接者合者。試詳思之。日月之行。星辰之度。非有線索繫之也。

以炁之吸引。故能永蕩於空中而不墜也。江海行地。渠瀆川流。無盡無墮者何也。地雖運行不已。而吸育之力。固自堅也。是日月星辰。江海渠瀆。非天地之物質乎。寒暑晦明。非天地之理體乎。雲行雨施。品物流形。非天地之接合乎。四時往來。五行制化。非天地之節乎。故釋家所云。色即是空。空即是色。大道造乎至色不色。至空不空。皆是也。是知陰陽之節。道剖之也。剛柔之節。

自然剖之也。人身之節。靜以剖之也。惟靜故誠。誠斯運。運斯化。化斯接。接斯合。合斯剖。剖斯通矣。通幽則彰往察來。與道合節。與自然體眞。又何陰陽之分。疾病之云。醫藥之施哉。

第二節 解絡

絡不繫則不能解。不解則不知繫之所以然。故分絡則解。合絡則繫也。試觀渾天之儀。日月星辰之軌度。寒煖燥濕之序候。無弗從斯而占驗也。所以然者。解天之絡也。天本空蒼一氣。又何絡之所云。解之可言乎。第以星辰運度。節序剖判。是其絡也。絡必貫者。即春夏秋冬。循環代謝之謂也。蓋絡者。脈絡之義。而聯屬之意也。故統百絡而屬之。物質以立。解百絡而測之。物理以明。明乎理而後質立乎實境矣。夫脈絡之屬。氣血之精而已。氣血皆由烝化。故必解乎烝。而後絡可解也。解烝者。必從玄黃未剖。人物未判之候測之。而後可度（音奪）其規型也。故曰。先天之烝化。後天受之。後天之理質。先天解之。斯即先天後天。不測不息。成始成終之要也。解鈴繫鈴之語。於斯可以證悟。茲將天地原解分晰述之。

(甲)欲質類

(一)火炎類。　語曰。星星之火。可致燎原。蓋絡主運輸。其有閉塞不通暢者。欲質撓之也。夫欲質之起。由於心慮妄萌。心爲離火。秉至陰之精。其靜也如明月。如止水。及被私慮蔽惑。則猖狂不可遏矣。是非燎原之朕乎。故醫者之診疾也。必先察左寸者。徵乎心氣與包絡之清濁也。心氣平則火不妄發。是私慮未萌。而無未濟之凶也。包絡清。則百絡通暢。包絡濁。則百絡閉塞矣。所以然者。心爲神炁之寓。故心動則炁散神弛矣。包絡聯屬心系。爲百絡之線索。故包絡爲火炎所牽混。則百絡皆受病矣。是炎上之火。必思患預防。不然。終爲隱憂也。夫耳目之樂者。因極聲色之好也。心不萌妄慮。雖泰華在前。而目不見。疾雷破屋。而耳不聞。其心靜恬故也。故人欲念弗萌。則無炎上之禍。此解絡者。所以必先解乎心絡也。

(二)利斷類。　二人同心。其利斷金。同心之言。其臭如蘭。易繫之要旨也。夫天地生物之始。寓尅於中。生尅之中。陰陽繫焉。故陰陽者。二人之義也。陰陽和洽。不爲私擾。不爲欲牽。其利有不如斷金者乎。蓋斷金即化炁之寓言也。金至清至肅。陽炁瀰漫空蒼而施化者也。天賦一物之性命。必具一物之質形。具一物之質形。必全一物之筋絡。而爲之轉輸主樞焉。其所以轉輸主樞者。即輪界循化之旨也。輪界循化乃有生者。所資以爲養者。故養浩然者。勿助勿忘者。正性命之太和。以去欲而調二人也。調之則同心。同其心者絡無弗轉輸矣。是以炁化於神氣。而施變於精血。即剖判玄黃分晰清濁之旨歸也。其誰曰非斷金乎。溯其源流。是利者。非利欲之利。乃堅利之利也。不爲欲惑。不爲物蠱。而後百絡無弗得其體矣。體得絡舒。疾病何云。嗟乎。百忍堅利。二氣自和。是解絡之微者。有不從利斷入始乎。

（三）紛糾類。

紛紛氳氳。兩大間庶類也。物類龐雜。故曰庶。庶之謂衆。衆生紛然並列。此所以有爭也。去莠除蝨。故曰糾。蓋言理亂也。治絲者亂緒列於前。不理之將無所窺其端倪。解絡者。衆欲惑於心。不除之則壅蔽不輸矣。是以天地寓萬有而生尅糾之。含萬靈而一烝糾之。夫糾之不息。而後生生不已也。今舉夫一身之絡。犬牙相錯。猶亂絲也。衆欲迫惑。猶棼之也。治絲而棼。人皆曰不可。剔乎絡輸氣血。而爲物欲塞惑。可乎不可。是在靈魯昧明之分也。近古以來。視物欲爲養生之具。以紛紜爲能事之智。故其糾之也鮮。而紛之也彌衆。是絡也有不蔽塞者乎。蔽塞日甚。則無緒之亂絲。將不被慾火焚盡不已也。哀有甚於斯者乎。故聖人教人心氣平者。去妄識也。妄識除而後慾火自滅。絡無被焚之患。蔽塞之憂矣。而疾病亦由斯而祛也。是在自糾者若何耳。故曰。匡正其心。物欲祛矣。糾紛之謂也。糾乎人事之紛。以合乎天道之生尅。絡之運輸。無弗得其所矣。可不勉乎吾心以慎之哉。

(乙)運系類。

(一)烝輸類。　絡主輸。故曰輸。夫萬物之生成。莫不由烝。而輸運之本。亦從烝化而出也。且烝之行也。無所弗化。無所弗入。至大至剛。至精至粹。而無毫髮間隔也。其運輸不斂者。概由人欲充惑乎其中耳。故寡過者。必先去欲。去欲者。必先養烝。養烝者。必先恬靜。恬靜者。必先克念。妄念剷除。何在非逍遙之天。極樂之境也。而脈絡之運輸。亦無往弗利矣。今也美其服。甘其味。遊騁田獵。以適其志。其於性也。戕而已矣。其於烝也。傷而已矣。而又孳孳孜孜。不遑暇食。是以害身者爲養身之具也。而欲絡無壅輸。烝無傷運。不亦難乎。然其所以毫無顧忌者。陷溺之初。無非順其欲性。縱其肆志。以無拂逆之故。故其趨之若鶩也。此欲之惑性。不亦巨乎。其巨者由來者漸。蓋陷之者深。而墮之愈易也。故曰忠言逆耳利於行。良藥苦口利於病。其所以謂之忠者良者。非物我獨然也。己之克念。即己之忠言也。己之愼獨。即己之良藥也。克念愼獨。念茲在茲。而後烝無不運。絡無不輸矣。愼乎勉矣。

(二)府藏類。　絡週乎身。而府藏爲之系焉。府爲陽。其數六。藏爲陰。其數五者。陰中寓陽。陽中寓陰之義也。故五藏之上。以包絡爲主。陰之至極者也。六府之中。膀胱爲主者。至陽之極也。至陽赫赫。至陰肅肅。赫赫爲體。而肅肅爲用。體無所不系。故混迹萬有。用行舍藏。故獨爲之主。是以百絡之通。系於包絡。而烝之運輸。膀胱主之。一烝一胞。全由於清浮而輪轉也。此百絡之輪轉。所以早寓於玄黃未剖之先也。其所以爲五爲六者。統合之義也。六數爲極。五數爲運。運輸不已。故至於極。極者。純之義也。

純陽則陰伏於下。純陰則陽生於中。故烝之運行也。藏後而府。府後復藏。即輪界循環之軌耳。故曰不以軌矩。不能成方圓。非獨府藏然也。即四時之化。五星之度。寒暑晦明。何在非軌度也。軌度即絡。解天地之軌度。即可解吾身之絡。舉凡萬事萬物。無不由乎軌絡。明乎軌絡。以人合天。無非烝包氤氳中來。可不循軌養絡。以守而弗渝哉。

（三）接質與原炁相適類。炁化自天。而質育於地。化於天者。原始也。育於地者。返終也。原始返終。而後造化循環之原以立。故人之受胎也。父精母血。父精化炁。母血育質。故炁為原。而質則接也。及嬰兒成形。血肉之軀。屬之於質。筋絡之體。屬之於炁。炁質相適。而後脈絡之運。無隔閡壅塞之隱憂矣。夫絡之運炁引血也。得其適者。為健為壽。失其適者。為夭為折。其健其壽者。

恬愉養素而已。其天其折者。物欲惑靈而已。故曰。能者自勞。而無爲者自適也。夫所謂適者。非縱欲敗度也。蓋以天賦之性命。保其太和。以養浩然。以充靈虛。還我本初。而後無所不適也。至若沉溺流連。傷性戕靈。是適人之適。而不自適其適者也。今夫絡之於身也。非炁不運。非靈不感。運行而無感覺者。猶行潦之水也。感覺而無運行者。猶阜麓之土也。故炁與質。亦水土耳。水逆流則溢。土太高則崩。故識水之性而導之。以土之力而培之。夫然後無崩溢之患。苟能因本素而養性祛欲。有何壅塞。無壅塞。則烝質相適。而絡之運輸。川流弗息。疾病無由而生矣。

第三節 化體

物之生也。莫不具有體質。故天以虛空爲體。地以敦厚爲體。人以神氣爲體。物以軀壳爲體。故虛空之體。日月星辰。爲之化矣。敦厚之體。江海山岳。爲之化矣。神氣之體。視聽言動。爲之化矣。軀壳之體。伸屈曲伏。爲之化矣。大而化之。無非一胞蘊系。小而藏之。芥子亦復能容。故曰均是體也。體其大者。則爲大化。體其小者。則爲小充。體化於大。而其所以爲大者。靈也。充其小者。體之所具。而其所以充者。神也。靈充神守。而後大道之判。大德之生。大醫之理。無弗寓於造化。而得體矣。茲晰而述之。

(甲)神系類。

(一)精化類。 物之生成也。精化而血育。

故精爲體而血爲用。體者不化。無以成始。始之不成。終何有焉。是以體乎健强不息之德。而後生生之功弗渝也。天生萬物。化而已矣。順其自然之序。則春夏之間。生長不溢。秋冬之間。收藏不過。不溢不過。而後化育無窮。夫人之體也精而已。精盈而後氣充。氣充而後神虛。其盈者充者虛者。化得其體也。具體而微度之。天地弗加於一身也。一身弗加於昆蟲草芥也。昆蟲草芥弗加於毫末也。毫末之中。各具一天地。是有至精者存焉。得乎至精之化。彭椿無所謂壽也。殤蝣無所謂夭也。夭壽不貳。是性體得含其眞矣。故曰。庶人重利。廉士重名。聖人貴精。至人貴眞也。且大地博厚。物類庶繁。莫不由乎精炁之眞。而化育生成也。故急飈一至。樹葉凋零。而草木黃落。生長變爲蕭殺。自凋零黃落視之。生機無一存者。然而至精之眞。早蘊於核仁之中。待春蒙泉。陰陽交泰。而生機又化矣。故生者所以發化也。而收者所以蘊藏也。發洩太過。則必蘊藏以避秋殺。蘊藏太過。則必化育以成春生。故生也。殺也。非天故爲之也。精炁之眞。衰榮以時。循環之機。消長以序。故時序爲精炁之定遊。體化之靈神。人遵乎天道。守乎時序。體無不化。而疾病無已。

(二)誠化類。

至誠之道。可以前知。又曰。至誠不息。此誠之所以爲化之要也。天無私載。地無私覆。載於天者。爲日月星辰。其照也明於天下。地之覆。幽冥礦質。其用也彌於無涯。天無私覆。地無私載。其覆也。六合无不包容。其載也。昆介无不含育。故昔人云天覆地載。僅就理之明顯者而言也。至若天載地覆之說。則未嘗聞也。然陰中寓陽。陽中含陰。造化顛倒。卽互爲覆載之功也。故得其體者。無所弗化也。其化之速者。誠而已矣。故曰。誠中形外。誠於中者之謂誠。形於外者之謂化。不誠則息。息則化育之功。不能健強矣。故曰誠者天之道也。至誠格神。故日月運行。寒暑往來。皆應體而化。誠之者。人之道也。止止關關。遵天之誠。以守吾之誠。則覆載載覆之德。無弗與天地同化。誠之道。孰能由而弗渝。守而弗失者哉。

(三)神化類。　龜龜相交以視。鶴鶴相交以㖂。視㖂而胎孕者。此神化也。夫理之至精者。莫過於誠。體之至奧者。莫過於神。故龜鶴視暝。其誠極矣。其神全矣。詩曰。神之格思。卽神化之謂也。神化者。其靈化也。以此之誠。感彼之靈。以彼之神。化吾之靈。故天地所以悠久也。人物之間。無語言以通其意。而豢養於人者。每能識吾之喜怒者。性情之中。神靈寓之耳。上古之時。幽明不分。神人相合。鬼人相處。不知此之爲人也。不知彼之爲鬼也。不知彼此之爲神也。故有草行木語之徵。及後世人貪利欲而神不享。魂擾軒冕。而魄質孱弱。此神人鬼三界。所以鼎立矣。在無識者流。每以神無憑而鬼無稽。殊不知神爲至陽。鬼爲至陰。而人則陰陽各半也。至陽者清。至陰者濁。陰陽各半。清濁以之。而升降之分定矣。是以至人其魂不拔。其魄不擾者。陰中之精。陽中之炁。皆隨神而化於虛矣。神得其化。而後體得其虛。化虛虛相合。本來以還。而後神即吾體。體素凝神。則竅之通。脉之輸。皆從混沌未分之中。保其元性矣。元性守固。則生爲至人。證果化神。永無六道輪界之苦。矧曰疾病藥餌乎。在識者自識其神而化之可也。

(乙)育厚類。

(一)形化類。　炁質相合。神精相凝。而後形由氤氳化焉。夫太始之初。氣本空而質無依。形何恃而立。其體全。其德厚。故物物之間。空卽是色。及神精出虛。氣血絪蘊。而後氣放乎六合。物物之質成。而形立矣。是卽色從空來。故放之彌六合。空中之色也。卷之藏于密。色中之空也。形以色而放。以空而藏。卽空卽色。卽色卽空。色不異空。空不異色也。色空之間。有無虛實。形化之也。形化則幻。故曰形化者。得自然之體也。化於形者由歧路而用也。體乎自然則正。用於歧路則畸。正畸而私公判矣。故形也者。

依質而立。炁息不守。質如偃尸。形又孰依。惟明乎色空。即小大之破載。物物之幻泡。夫然後精不爲形役。神不爲形搖。炁不爲形惑。則形爲精炁所化。虛神所豢矣。是以論形者。必明四序。春氣融而形艷。夏氣舒而形暢。秋氣歛而形惕。冬氣收而形伏。當伏不伏。必有列侵之患。當惕不惕。必有短折之凶。當暢不暢。必有內傷之疾。當艷不艷。必有癆瘵之疴。是君子之於身也。則三省。之於形也。則三變。之於行也。順乎四序。疾斯庶乎有瘳。而精神烝庶幾不爲形化矣。

（二）術（與數通）化類。　術爲天地之終始。故起於一而終於十。十者。術之終。亦終之始也。元爲善長。而終於貞固。貞極而元起。此天地所以有循環之術也。夫術也者。記序次之輪界。故寓於形者爲方圓。寓於聲者爲宮羽。寓於色者爲玄白。此事理所以有體術也。是以聖人盡性至命。從窮理始。而至成物終。是皆有術存焉。夫窮其造化之源者。必在理術之分。苟無其理。術無以明。苟無其術。理無以用。故曰苟無道行。則德無本焉。夫藏於內者謂之術。發於外者謂之理。術爲道而理爲德。故玄黃未剖。函圇無隙。而數之寓者。不在聲色。而早藏於玄輪之中。故曰有物渾成。先天地生。夫所謂物者。術乎理乎。未判天地。烝質未洽。何者是術。何者是理。術理渾然。此渾沌之所以爲渾沌也。天開於子。術行於道。而烝化矣。地闢於丑。理含於德。而質成矣。物生於寅。道德玄同。術理一貫。而烝質化育。形神定矣。故感於清者則靈。染於濁者則昧。是靈是昧。無不從囫圇一胞出焉。其所以靈者。性不失其故常也。其所以昧者。性習則染於汚也。故窮理者。性化術也。昧於理者。性昧於術。而化於陶鎔也。夫道生一。一畫開天。

而萬物畢生。本無靈昧之別。別則利私。天地有利私。則萬物有爭矣。爭則傷性而命不至矣。故至命者。必先復命。復命者。必先克念。克念而妄慮淨盡。疾病不侵。災害不生矣。故明乎術化者。而後知一之爲術始也。十者。衆也。十術。爲衆終也。知乎術之始終。而後知天地之始終。知天地之始終。而後人物化育之始終。無弗得其體化矣。

(三)混化類。

混然無物。而物物由此生者。

太極之祖體也。祖體云何。虛而已。惟虛則能容。容則炁神相混合。而萬物生焉。故曰首出庶物。萬國咸甯。夫首者。統萬靈而納神炁於形體。輸神炁於覺感者。是以太極未立。宣素混合。人身未立。腦系混合。混合爲中藏之大和。大和則窮。窮則變。變則通。通則化。化則混合之體。一本萬殊矣。是皆靜覺而後動感也。故曰。天之繫夫日月也。混而合之於一樞。化而布之於萬空。地之載夫海河江漢也。系之則出於一源。別之則各司於流。非物物於天地有所分合也。以炁化神運之體。有混剖自然之德也。故混萬物於後天者。莫土若也。分萬物於後天者。亦莫土若也。土聚混化之精。故日月觸之則明。雨露觸之則潤。風霜觸之則厲。雷霆觸之則震。動物觸之則立。植物觸之則生。明也者。明於道也。潤也者。潤於道也。厲也。震也。立也。生也。無一非道也。道之本立而後體化。無弗有常軌已。故瀛寰廣大。非混合而後分化。無能識其軌者。是混化之功大矣哉。混合而化。然後術神識烝質化。無不循其常軌。而爲萬靈之樞紐已。若然者。天地之化。一爲之體。人身之化。虛爲之體。萬物之化。奧爲之體。故曰一生萬有。虛容萬有。奧蘊萬有。此醫家所以有後天以脾胃爲本之論也。論者誠得其體。惜乎僅就偏陋狹隘之見。以管窺蠡測。而謂食飲輸於脾胃已也。而不知天地雖大。其化與一身均也。其體與一身同也。以天地之化體。証乎吾身之化體。無二本也。本系於一。天地之炁。猶吾之炁也。天地之神。猶吾之神也。天地之形。亦吾之形也。天地之術。亦吾之術也。其混合化分。無不同也。故曰。人身一小天地也。識斯體之化。疾病可勿藥有喜。災害可不禳而除。是大醫者豈斤斤於飲食之間求之哉。抑盍反本而思也耶。

第四節　分野

自讀騶衍神州赤縣之說出。而後禹貢九州之體旨。於是乎大明矣。夫瀛寰九萬里之廣。水處其七。人物居於陸者。十之三焉。其化分之形。水勢有方圓隨屺之別。陸勢有凸凹低曲之判。而動植之生。皆因其水陸之宜。而爲需養之道。故生於水者性潑。生於陸者性悍。潑則相忘。悍則相爭。因其有相爭相忘之分。此聖者所以有仁山之論。智水之嘆也。吁嗟乎。仁智包者廣矣。豈僅九州之分野而已。姑無論普天之下。即天空之炁。亦莫不由乎仁山智水也。試論星辰之堅。仁山也。霜露之滋。智水也。仁智有自。而後勇往力前矣。故曰力行好學知恥也。易曰。君子以多識前言往行。亦仁智之義也。昔聖云。日不我留。寸陰是求。學貴博邃。瀛寰在週。此大禹所以相乎九州之品。而爲之賦也。然大禹之分野。亦未始非指普天而言也。特以舟車不至。言語不通之夷狄蠻貊。未經道化者。故未明列而劃之。然其寒煖形方。亦未始不全寓其中也。故騶衍以之。後之管蠡窺測者。以爲臆度。謬矣。以大地之。分野。擬之於一身。亦猶是也。此分野可證天地一身之論。茲晰分而詳述之。

(甲)辨方類。

(一)南北未剖之象類。　玄黃未判。天地渾然。四序五方。均在囫圇一炁之中。是炁也。聚萬有之靈。而渾渾噩噩。莫知其形。莫知其流者。水火之精也。水化火蒸。燥濕相通。蘊釀其間。而物以之生焉。夫物之未生也。何分乎形流。何別乎水火。更無間乎南北。及胞系一裂。物始有生。而所謂形流水火南北者。亦無從辨之也。蓋先天之先。玄之又玄。炁清而質蘊。無動靜形影之徵。故渺然茫然。淼淼若無此天地者。黯黯若不有方位者。殊不知天地。炁之化形也。方位。天地之代向也。以化形代向。然後靈孕而大化成矣。故太極初立。乾南坤北。以炁質爲水火之源也。乾主炁而爲金。火制金則不妄施乎炁。坤主質而爲土。水被土制則不妄育乎質。是炁質與金土水火之維系。不亦巨乎。及乾自南而北交。坎受金天祖炁。而水居於北矣。坤自北而南交。離受坤土母精。而火居於南矣。水火既分乎坎離。而後物物生生。隨木而化育。成形成體。而質。而炁。而性。而情。合而不分矣。推其未剖之先。既無形也。又無象也。更無氣也。何分乎野。野之不分。而後一炁之中。萬靈歸其造化矣。此純一不雜。所以爲天。而虛空渺茫。所以爲造化之主。南北未剖之象也。

(二)東西既望之象類。 日東月西。在太極之先。離爲日而坎爲月。極立天地交。而後震日而兌月矣。夫天地闢。則無不洞明。故易爲乾坤之門戶者。取日月之義也。日月居東居西。盈則相望。晦則哉生。哉生則震木之生氣見。相望則兌金之殺氣萌。故東生西殺。尅化之功立矣。東之生物也曰仁。西之殺物也曰義。仁生有時而已。義盡亦有時而已。仁至而後義盡。義盡而後仁至。此消長盈虛。所以寓乎仁義之間也。以辨乎方。東仁而西義。以別乎序。春仁而秋義。以合乎行。木仁而金義。是以春仁生之。夏則茂矣。秋義化之。冬則藏矣。不茂則不殺。不藏則不生。四維之大。去其生尅與夫仁義。則日月無所用其明。乾坤無所用其德。故曰日月明於東西者。生尅仁義成之也。東西所以長此生尅者。盈虛消長主之也。吁。東生西殺。盡人而知。過生則殺。過殺即生。人豈可弗深思極慮。以爲處身辨方之需哉。

(三)四維各分其野類。　四維之大。非僅限於九州之分野。瀛寰之闊。非僅限於幷雍揚青徐兗豫等地也。其所以爲分野者。各方具各方之氣候。各候有寒煖燥濕之差別。故東木而候燥。南火而候熯。西金而候濕。北水而候寒。其一候之中。又各具一寒熯燥濕之序。故肝盛者宜於西。心盛者宜於北。肺盛者宜於南。腎盛者宜於天中。胃獨盛者宜於東。是以善醫者。察地之宜。以合疾之起。而後四維之大。無不任其施治矣。東方病在於亂。故節之以禮。南方病在於貪。故遏之以義。西方病在於侈。故導之以廉。北方病在於嬉。故示之以恥。故管子曰。禮義廉恥。國之四維。四維不張。國乃滅亡。矧乎身也者。與國相輔而立者也。國無四維則亡。身無四維則死。去夫貪亂侈婬。而後五藏之內。皆淨土也。故曰。意淨而後病祛。病祛而後肝心肺腎之四維分野。無不水火既濟。金木兼併矣。又何疾病云爾。

(乙)正位類

(一)身體分野之正位類。 人身之自來

也。受於天地。而其位部。無不與天地同。故其分野亦猶世界。然身中乾坤。個中陰陽。早爲識者所道破矣。然不知者尚以爲驚世駭俗之論。噫。是誠未得造化之奧者。夫僅就有形之藏府分野而論。心主少陰。腎亦主少陰。手足之分。而坎離之勢成。南北之向定矣。脾主太陰。肺亦主太陰。手足之分。而巽坤之勢成。東南西南。各有定位矣。肝主厥陰。包絡亦主厥陰。胃主陽明。大腸亦主陽明。手足之分。而中黃合四象之勢成。八方分野。得其統矣。胆主少陽。三焦亦主少陽。手足之分。而震艮之勢成。東方東北位向相連屬矣。膀胱主太陽。小腸亦主太陽。手足之分。乾兌之勢成。而西方西北相運轉矣。是皆身中之分野最易見者。至若各奇經妙篗之分野。惟在坐悟。卽坐卽悟。而八脈九篗之間。無不豁然貫通。故欲明天之分野。必審地之分野。欲審地之分野。必悟身之分野。欲悟分野。必從坐始。坐而得之。則有朋自遠方來。不亦樂乎。苟求其故。千歲日至。可坐而待。矧曰分野。即分野而明者。則性情形體之間。無不自適其適。又何人我彼此之拘曲。則疾病無入而遠於身矣。慎乎哉。

(二)圓軌分野類。　天圓地方。軌圓矩方。事理之必具。亦週寰之晷度也。今夫身中。亦何莫非方圓之體也。茲將身中分野圖而表之。

一圖 心系與東南分野相應之圖。

心

吳 越 揚 淮

二圖 肺系與西南相應之圖。

肺

楚 蜀 荊 湘

三圖　肝系與東北相應之圖。

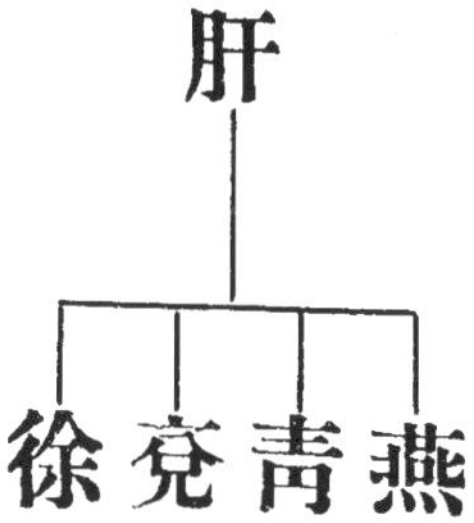

四圖　腎系與西北相應之圖。

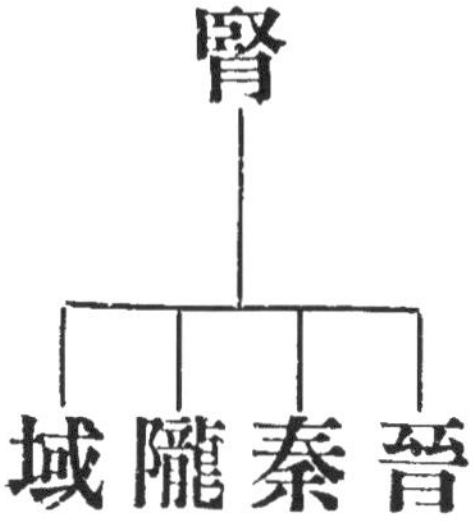

圖五 脾系與中央相應之圖。

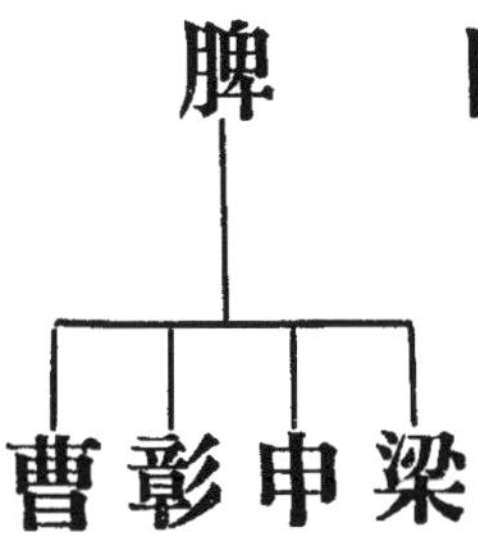

此五圖。僅就藏系而言。以此而窺人身六合之說。不其証乎。惟願以此分野。而卽循其圓軌毋違差度妄戾。則疾病庶乎有瘳矣。

(三)方位正卦分野類。 有正必有奇。有

綜必有錯。正奇相錯。耦數相綜。而後犬牙相錯之變位。無不合其彀適矣。故乾坤坎離。在先天爲四正。而巽兌震艮爲四奇。及玄黃相戰。天地分剖。坎離震兌爲四正。而乾坤巽艮爲四奇矣。故正奇之變。無非錯綜有以成之也。是醫家以腎爲先天之正本。而以脾胃爲後天之正本也。茲將先後天正位卦方。與藏府相合之圖列之。

先天圖

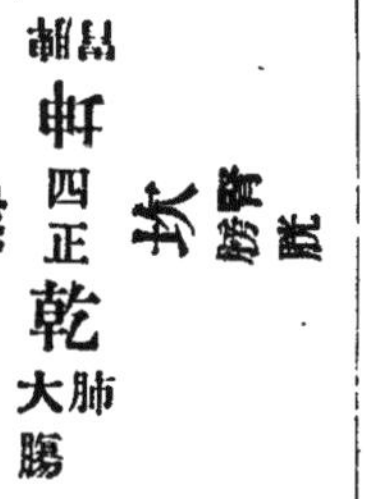

後天圖

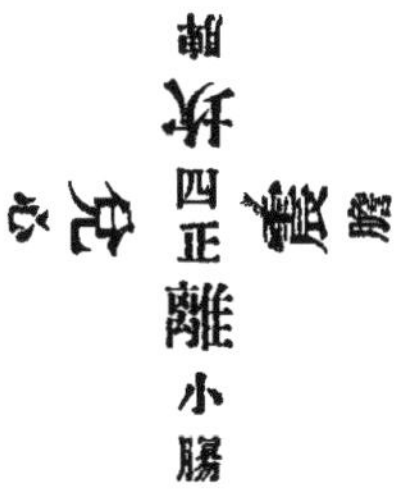

據二圖之配合。吾身之卦位。無非天地之經度。日月風雨。山川河漢。無不包於二系之分野矣。二系之分。由於一系之蘊釀。故

黑白之象立。而兩儀之分野定矣。

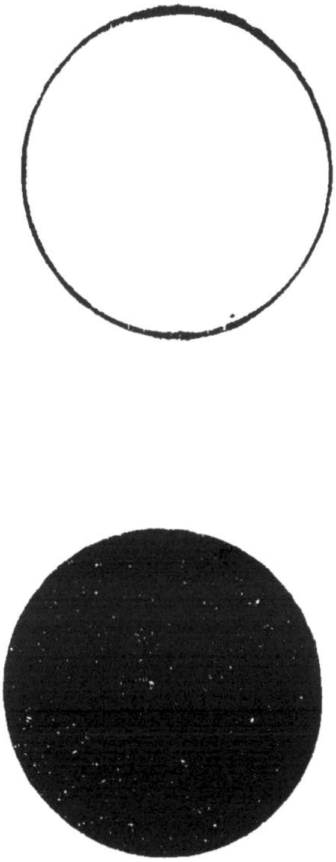

據二極之未剖。陰未與陽合也。陽亦未與陰交也。陰陽不合。則萬物不化。天地不交。則萬物不生。不化不生。混沌而已。又安得所謂分野者。及陰陽黑白各半。而後互相

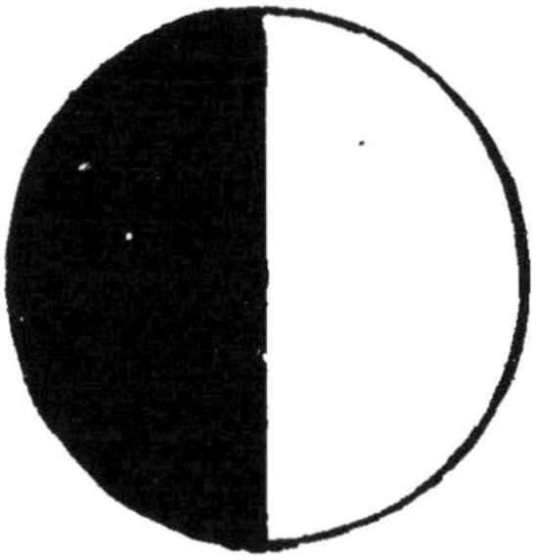

摩盪。互相錯綜。萬有分野。由三六四八之化數定之矣。故明身中分野。而後知體之化。知體之所以化。而後節絡無弗得其解剖矣。

孫氏曰。天之於人也。體均而已。或爲天。或爲人。何也。曰體之於數而正者。天也。體之於惡欲者。人也。屛人欲。近天理。則體無分乎天人矣。思邈謹識。

葉氏曰。夫道。一而已矣。一者。恒心也。故曰。人而無恒。不可以作巫醫。矧乎大醫之奧。得之於心。應之於手。得之於意。宣之於言。補天回春。將於是賴。豈可以無恒處之哉。

葉桂謹識。

醫經秘錄第三卷終

醫經秘錄卷四

華仙陀著　　孫仙思邈述

第四章　醫宗歸德

醫之要曰德而已。夫天地之大德曰生。聖人之大德曰仁。生是物也必有是理。仁是物也必有是仁。具此質也必有是理。剖其生生之理。而氣質之具。莫不由斯仁也。故萬物之生也以仁。而其去也莫不由義。居仁由義。生尅之大德。於是乎宗之矣。若夫萬物類屬。罷雜蕃衍。其全於天者。固恬淡平庸。無疾病灾害之侵。至若以嗜欲貪戀爲性。則衣食起居。罔或有愼。而栽戾亦由其嗜性而入矣。故曰遠欲近理而德日新。衰多益寡。稱物平施。於斯而見儉德之共也。平福之厚也。以儉平處之。無不居乎仁由乎義。而大德之宗。醫於是乎始有所本矣。

第一節　徵聲

五聲之來也。起於五行。而發於五藏。徵於一陽之動。而吹律則六管飛灰。以故聲之主於春者曰角。主於夏者曰徵。主於秋者曰商。主於冬者曰羽。主於四末者曰宮。故凡宮商角徵羽五者之徵。皆以其呂律爲發動之線索也。今也五聲亡矣。靡靡之音。充塞宇宙。是以大樂之聲。如廣陵散矣。樂之不正。則聲流爲欲樂。而德於是乎下矣。古者之觀政也。必先觀樂。視人之品節也。必先聽其琴操。蓋以聲爲心之流露。其發也如機之轉樞。故有此德者。而後聲音笑貌之間。不妄不苟。視聽言動之際。不矜不急。而後德於心者。必善爲聲也。故曰仁者之言。溥利萬世。又曰同心之言。其臭如蘭。是聲之徵也。非可以僞飾者也。夫聲出於自然。則爲天籟。天之所賦。純一而已。故風雷之聲。爲宇宙至正之聲也。徵之以時。爲瑞爲序。否則反常而爲厲矣。人之言語中節。其心正矣。其氣平矣。至若妄言者以取辱。其心悖矣。其氣病矣。故疾病之來。徵之於聲。無弗中其要領者。以聲之爲德也大矣。茲晰分而詳述之。

(甲)太和類。

(一)商變類。

音之哀。莫過於商。其樂也。亦始於商。夫聲之起也。西方爲正。而西北輔之。人聲發於五藏。肺系爲宗。而大腸輔之。故金爲五聲之源流。其樂也。韶音主之。其變也。瑟竽主之。又其下者。塤篪主之。是以聲音不正者。樂之變也。人聲不正者。氣爲之變也。樂變則哀。氣變則病。哀則商移爲羽徵之間。病則呼吸閉塞矣。是太和之氣。固之則正。守之則合。放之則彌。藏之則息。人身之聲響。亦何獨不然也。其申申則內靜斯專。其夭夭則誠中形外。其穆穆則澹如湛如。其止止則視履考祥。故能養其太和。不苟不妄也。今之病者多由於嗜欲。而醫者不察其本。以爲天時爾爾。是何異掩目捕雀。欺人乎。抑自欺乎。是今之病不易愈者。卽在斯也。抑盍反本而求諸。病之起也。驗於神色。及已發也。徵於聲音。聲音正者。其神自固。聲音變者。其神靡靡。是靡靡之音。於樂之變尙迷惑滋甚。況於身中自然之音亦靡靡然。其體之不摧也。亦云幸矣。古者論三折肱而後爲良醫者。當亦於徵聲求之矣。

(二)角變類。

角主木。木爲東方生氣。故震爲雷。秉先天純火之母。而驚萬物之蟄伏。其爲聲也喁喁啍啍。故二月於夏正建卯。卯者木之帝旺。故雷鳴於卯。而後藏者生矣。人身胆肝皆屬於木。氣之壯也。胆氣充而聲發於外者亦壯。怒氣鬱於內者。肝先受病。故其聲也爲怨爲悲。怨悲者。生極爲殺之理也。是爲大變。是以尼父本乎不怨不尤。而後氣和聲平。無罣無牽。無慮無煩矣。試究乎人生之初。何爲喜怒。何爲哀樂。天賦我之烝質。必予我之性情。性爲剛木。情爲柔木。剛柔分判。而後性情之間。有理欲之別矣。夫所謂理者。中庸之道。素位而行者也。其所謂欲者。卽好樂恐懼之謂也。人有所好樂。必爭人之好樂以成己之好。拂人之性以遂己之性。而性流爲情欲矣。一流情欲。則爲貪，貪則好勇鬬很。而戕害之亂作矣。試論其爭者。爭則得之。僨事而已。而肝胆之間。早蓄乎鬱滯。而角生徵之聲。亦變爲徵勞之音。爭而不得。恐懼作矣。恐懼者。心先受疾。而陰鷙險很之謀起矣。此卞莊子之刺虎。待其大者傷。小者亡。

而兩獲之也。吁。蚌鷸相爭。漁人得利。性情之間。得之於正者。守之以正。猶懼不濟。况乎人欲充塞。鈎心鬬角。勞心役形。是蜂採百花成蜜。爲誰辛苦爲誰忙耳。獨不見堯舜揖遜三杯酒。湯武征誅一局棋乎。是家國天下。皆不外乎情欲也。正則性初之虛靈未泯。爭則拂戾。戾己戾人。而大樂息聲。鄭衛之音作。以言乎家國。爲衰世之音。以言乎身心。則鬱滯之疾。嗟乎。近理遠欲。克已慎獨而後無弦之琴。皆為雅奏。如玉之身。皆可延益。可不慎哉。

（三）羽變類。　羽為北方水母。故其聲也為嘻為嗃。嘻嗃聲作。而後藏者得育。生者得滋矣。其主藏府也為小腸。為腎。含太陽之積。壬水為小腸之灌輸。癸水少陰。腎之源流。故泉涸而江河不流。然涸者非水有盡也。乃源脈不繼。而川流壅阻。似水有盡也。其為聲也。發於喜悅。而止於悲哀。故北方之士。多激昂慷慨。其爲歌也多悲憤。其爲語也多鯁骨。悲憤者義多。鯁骨者直多。義直多者。其性强悍。其性與聲方相通故也。其變也。爲擊筑之音。爲心勞之疾。爲負力之情。負力則好鬬。擊筑則氣悲。心勞則水涸。是三者。皆非所以養太和之道也。然其所以悖乎太和而爲疾者。激之使然也。風行草偃。日晦宇宙亡矣。其致疾之源。概由夫以欲爲理。以爭爲情。奈之何不爲音之所變疾之所困。吁。水爲先天之本。音發於壬而用用於癸。身體炁質則發於小腸。而用腎以爲生生不息之資。可不謹持而保守於太和也耶。

(乙)至和類。

(一)宮變類。　八音以土爲正。五聲宮則屬之。原夫聲之來也厚實。爲正爲雅。而華麗次之。哀淫之樂。昔聖所不取焉。故人身之脾胃。人之本也。炁充而後氣正。氣正而後脾胃實矣。實則堅。堅則健。健則不息矣。蓋樂之出也以和。其變也則傷。是以黃鐘大呂。皆屬其正而無變移。姑射蕤賓。非淫即哀。非闕即殺。然其所以爲十二律之屬者。以春極必由夏而秋而冬。循行不已。而後生尅制化。無弗得其所矣。試以藏府而論。氣不厚者。質無以堅。氣不清者。神弗能靈。惟堅也故能運。惟靈也故能化。故能運化。而後身質炁精皆凝於神矣。是皆正也。

及其變也。厚者流於貪得。靈不清矣。靈之昧也。私欲染之。染私欲者。初未嘗自知者。好樂（音要）之心。迷其本性。性本虛靈。由其本初而善養。善養善護。是爲培基。基本失而後體之堅者以頹。神之清者以惑。體頹神惑。陰陽失調，而吾之藏府之運輸。聲音之中和。將有所壅隔而嗒然若喪矣。所以然者。不得其清無以靈。不得其堅無以實。靈靜而實虛。夫然後灾沴不至。疾病不侵。是無他。守正養和而已。守正則不變。養和則不爭。不變則性不遷。不爭則靈不惑。不遷不惑。斯堅斯清。而大藥有逾於斯者乎。得乎藥籠中物。而後性自不遷。靈自不惑。氣自不頹。樂自不變矣。吁。吾人可不養其正以復厥初哉。

(二)樂識方類。

聲之出也。莫不有方。故東主木而聲融。春之象也。南主火其聲躁。夏之象也。西主金其聲殺。秋之象也。北主水其聲冽。冬之象也。中央及四隅主土。其聲敦實而多直。四季之象也。故聲之有方。而後知性情之正譎。與夫藏府之和厲。是以春病者肝先受。夏病者心先受。秋病者肺先受。冬病者腎先受。四季病者脾胃先受。各從其方也。得方之正者。爲和爲清。得方之變者。爲乖爲戾。清和之聲。其音鏘然。乖戾之聲。其音鏗然。故東得商者肝先損矣。南得羽者心先傷矣。西得徵者肺先戕矣。北得宮者腎先涸矣。中得角者脾先虧矣。推所以損傷戕涸虧者。從化不以時方也。故懦者處於北必保身。悍者處於東必正身。巧者處於西必葆身。拙者處於南必養身。權者處於中必和身。所以然者。心之於方也。正而已。身之於方也。哲而已。樂之於方也。和而已。疾之於方也。沴而已。苟能保正明哲。則至和充塞宇宙。而沴厲遠於吾身矣。近也去古愈遠。離道彌甚。小仁義卽曰和。僞君子卽曰正。私心詐意卽曰哲。沽名要譽卽曰方。是何異欲北而南行也。欺人乎。欺天乎。抑自欺乎。欺存於中。而曰和曰正曰哲曰方。作僞心勞日拙而心死矣。故曰哀莫大於心死。而身死次之。彼施小仁義者無不圖厚報也。險詐者無不欲肥已也。作僞者無不欲得道名也。沽要者無不欲借私欲而得良果也。有此四者。則病已入膏肓。遑計身心性命事靈之學乎。

吁。由博返約。而後方識戾除。世人奈之何不省克而三復者哉。

(三)默音類。　上天之載。無聲無臭。而氣化質成。默之謂也。夫音出於聲。而聲發於充。充由於默。默而後無所弗覺。無所弗得。至誠之感應也。聲不自出。而所以發動者。物理促之靈化運之使然也。至若藏府之間。亦何莫不然。天樞之音。屬之於肺。而其發也則屬於腦靈。非腦之靈有特殊之力。

以烝定而氣充。氣充而靈化矣。故疾之來也。先從欲火滋擾。而思慮不清故也。今也食肉者必思服錦。服錦者必思棟室。居棟室者必思車馬。乘車馬者必思役從。而由此以推。若聲。若色。若貨。若利。將無以塡其欲壑矣。此何故。雜念衆而不能默也。故大學首重知止。止斯默。默斯定。定斯凝。凝斯充。充斯無不運化已。是以多言數窮。不如默而守中也。古之學也以質。故能於穆不已。今之學也以文。不能守其靈充也。靈充不守。則不能默。而妄言之害。從口出入矣。妄言卽不能默音。不能默音。則五聲五方之要。弗得其綱紀已。是德未能得於心。而道不能體於身。而太和至和。無弗移爲靡靡之音。是非疾乎。是非欲乎。吁。可畏也夫。

第二節　發色。

富潤屋。德潤身。色自身出而發於面。其本則烝充也。烝之充者必有德於身。夫然後睟面盎背。暢於四肢矣。故以色從德來。則曰吾未見好德如好色者也。且聲色與德色。其機也皆發於心。而其本也則殊。何者。德色。炁也。聲色。氣也。氣存乎聲色。則心勞矣。故曰富潤屋。屋者指體質而言也。白駒過隙。百年一瞬。聲色貨利。勞心役形中得來。豈非潤屋乎。至若凝德於心。炁定靈運。身堅神合。斡旋自如。而川流不息豈非潤身乎。蓋潤屋者。天地爲棟宇。尙且渾沌。況乎幻形乎。潤身者。陰陽薰陶。皆脫乎造化之外。而蒼蒼隆隆。湛如瀞如。色無即有。色有即無。無有無也。有有亦無也。有無亦無有也。不測不已。成務成業。大道由此闢闔已。闢闔之間。人物兩忘。主賓孰是。是非德於心者。而色不能由誠中以形外也。茲將德潤之功。晰分而詳述之。

(甲)潔蒼類。

(一)雲化類。　氣化而物成。故天地之大。色色形形。無非一氣之化成。蒼蒼之天。潔然無痕。而洞洞攸攸之間。造物之樞紐定矣。是以燥濕相蒸。氣化爲雲。而其色也。或玄或白或赤或黃。以及碧赭絳藍之色。雜然並列。非雲之自能爲色也。亦非色之固定也。其所以爲雲者化也。爲色者幻也。何者。雲無寒熱則不上炎。色無運行則不幻化。獨不見夫蜃樓乎。倏有倏無。忽而山川市廛忽而虛空寂靜者。無非燥濕寒熱。相蒸相化。而後境界現於幻矣。人之色也。亦由幻化而露也。肝病者青現於面。肺病者白現於面。心病者紅現於面。腎病者黑現於面。脾病者黃現於面。至若府藏合病者。若碧若絳。雜然現於面目矣。故肝氣平者。則青不外溢。肺氣和者。則白不外發。心氣定者。則赤不外露。腎氣固者。則黑不外現。脾氣充者。則黃不外噺。府藏調則雜色不見。而後炁定身健矣。故曰爲色所幻者。心氣不和。爲色所惑者。腎氣不固。爲色所幻。尚且不可。而況爲色所惑。則病由此而叢生。戒之哉。噫。

（二）蒸化類。相凝相結而發於外者。謂之色。其發也。由於烝充。充而不外溢者。謂之固。其溢者。謂之泄。固者平而泄者不守。故色貞平者必固。而不固者雖平亦不能有恒也。試觀松柏。其色蒼蒼。故後凋。桃李之色嬝嬝。故先萎。烝有厚薄。而質有強弱也。梅放於冬者烝厚也。荷生於夏者烝弱也。厚弱之分。天地雖主造化。而莫知其然也。是以貴乎貞而守於介也。隆冬之際。百花暈放。在無識者必以爲奇。在上智必以爲傷天時矣。故人之有以詞色現者。其心必有隱疾。何者花放不以時者。陰陽氣候矯揉而造成之也。詞色亦然。內有鬱而外餙以和者也。是皆善惡之氣。相摶相凝而蒸爲色也。夫色爲光華。其於內也爲氣爲血。其於外也爲顏爲色。氣血不固。而欲顏色得其平者。未之有也。是故平者必由於靜。靜者必由於虛。守平虛靜。夫然後根蒂永固。而氣血無損虧之害。顏色無蒸化之憂矣。惟其不損虧也。故能永固。惟其不蒸化也。故能虛靜。永固其氣。虛靜其炁。而色自平愉。疾何云乎哉。病何云乎哉。吁。蒸化之時義大矣哉。

(二)通化類。　色之相類者曰通。通者同而微異者也。然此同異之間。雖微有區別。而其要則差之毫釐。謬於千里矣。赤與紅同。正偏則異也。靑與黑同。東北則異也。紫與朱同。純雜則異也。黃與赭同。媪樸則異也。觀其異同。而後知正者出乎自然。而偏者出於幻化也。試以府藏論之。府爲純陽。故氣運於自然。藏爲純陰。故血行於幻化。何者。至陽肅也。至陰赫也。肅赫之理。以言乎至。則陰陽俱含也。若夫氣血之脈絡。亦無不通也。特以氣行於藏。則有鬱滯之患。血運於府。則有壅隔之憂。何者。彼之光華現色於外者。皆陶鑄而成。於自然之運化。

未得其妙。未盡其奧也。夫所謂通化者。雲霧霞靄。各現其色。各成其紋。而天弗自居陶鑄之主也。山岳河海。各溢其色。各幻其形。而地弗自居陶鑄之主也。古今往來。各呈其色。各寓其事。而至人弗自居陶鑄之主也。惟其不以陶鑄爲事。故形色色形。皆以幻視之。而逃乎造化之外。運行之際已。惟能逃乎造化運行。則心身氣質。弗爲聲色貨利所動搖。而府莫知其爲府。藏亦莫知其爲藏。均歸乎自然之靈光。有何疾之可療。病之可瘳。非通云乎。非化云乎。而人而醫而氣而質。無不通已。豈曰小補云爾。

(乙)空色類。

(一)變幻類。

天地之大。形形色色。無非幻也。無非變也。風雲之來。倏而有。倏而無。倏而清明。倏而昏暗。五光十色。燦爛其間。天地如是。人亦如是。倏而喜。倏而悲。倏而朝暮。倏而生死。百憂萬事。雜感於心。天地所以與人同也。嗟乎。幻者人自幻也。變者人自變也。朝秦暮楚。則境地遷已。朝歌暮哭。則情性遷已。推其所以變幻之故。則心移神弛而已。夫神爲心主。而心爲神舍。目之所見。寓而成色。其色也空也。空以爲色。非幻而何。故病之來也。由於幻變者。若見杯弓之影。疑而爲蛇。聞市虎之談。則勃然變色。要皆心移神弛造成之也。是以心定靜者。而後幻境皆除。神虛靈者。而後驚寵不變。非其事物有所更易也。乃靈充淸而後私欲不惑於心也。故曰氣之急者肺病作。氣之燥者肝病生。氣之偏者腎病起。氣之矜者心病由。若四病俱。則府藏受其損虧矣。是皆幻生而後氣變爲病也。是去色相之幻者。自無違仁之疾。吁。可不靜吾心。虛乎神。以樂天之命也哉。

(一一)靈孕類。　日月含輝。山川鍾秀。無非一靈孕之也。故雲霞映於其間者。無不嫵媚也夫靈炁所聚。其神必凝。其神凝者其色必煥。煥發者炁化使然。而靈由化而孕已。故曰精氣充者。其色必潤。精氣竭者。其色必枯。精氣尙然。況乎靈炁爲太極之根。弗充則弗孕。弗養則弗固。弗孕弗固則乾坤幾乎息矣。是以靈炁非養培無以成其形色也。試觀雪色潔白。秉金天之元精也。金於色爲白。水於色爲黑。雪爲水質。其色白者。炁凝而返太素之孕也。雲映雨後之日光而為虹霓。虹霓之色。碧絳雜陳。然其質亦水也。其所以碧絳雜陳者。上接蒼穹之色。下接海河之氣。中為燥濕相蒸。故鬱結而成也。若夫面目之間。肝肺受病者。青白兼露。而心腎獨疾者。或玄或紅。何也。受氣感之雜者。其色亦雜。受氣感之獨者。其色亦獨。雜獨之分。在靈所孕化者。則現於蒼空。在疾病所感受者。則露於面目。由是以推。則人之與天所合者。不難按索線而尋也。尋得靈孕之機而善養之。則疾斯可去矣。

（三）化化類。　化者陰陽造化也。而其所以化其造化者。自然也。自然之化。至虛至凝。故無不化也。其蘊之則爲素爲初。其放之則爲形爲色。是以素者蒼潔。初者玄同。形者烝質。色者精血。蒼潔淡然。玄同漠然。烝質純然。精血油然。淡然漠然。無色中卽有色也。純然油然。有色中亦幻色也。以無而有者。造化至妙而化不已。以色證幻。造化中生尅有盡。以不已對有盡。則化者必爲化所化化矣。故曰色色形形。皆始於初而祖於素。素不泯而初不剖。則色無所用其幻也。幻者不化。則生物得正其始終矣。故人皆以淡者爲苦。而以幻者爲樂。則身受其病矣。其淡者自以爲淡。其幻者自以爲幻。去夫自以爲。而後心同自然之靈虛矣。夫輪界循轉。在居之者自不知也。苟求其故。則舉凡世界有形有相皆幻也。能破其幻。則耳之於聲。目之於色。口之於味。鼻之於臭。皆無寓於身心矣。身素心淡。而後六賊不侵。六塵不染。六氣不悖。又疾病有何預於我哉。此素淡所以爲化化之本也。

第三節　適性。

萬物受生之始。先具此性。而後命隨而賦焉。夫所謂性者。由於自然而化生者也。故必適其自然。而後性自虛靈不昧。是以洪濛未闢。性在烝胞。玄黃既判。性居形質。在乎炁胞者。純一不雜。故清而浮而靈而虛。居乎形質者。其性雜相。故濁而沉而昧而惑。虛靈者空玄無牽罣也。昧惑者染習而遷墜已。故曰空虛之體。玲瓏無痕。昧惑之體。雜相著幻。幻相生而性不適已。譬彼浮空之雲。過眼卽化。水中之月。掬之不得。而後性卽見已。性卽靈已。至所以不能適吾性者。以冰山爲泰嶽。以雪船爲可渡。而後私欲積於中已。何者。彼心未能虛。而性固有所見也。性有所見者。皆是幻相。幻相生而性隨物欲蔽已。蓋性之惑也。非物欲能惑之也。由於妄躁雜想而後其哀者必先假之以樂。憂者必先試之以喜。其所以假之試之者。自假自試也。何以知其然也。雷霆撼屋。心不動者不懼也。聲色在前。心弗好者弗樂也。由此以觀。則耳寓成聲。目寓爲色。心着卽境。念起識妄。皆由自招也。烏得所爲幻者惑者昧者耳。是人之所以具此性而必適之者。爲靜吾之靈。而後體斯健已。若以聲爲耳性之適。色爲目性之適。衣服宮室爲身性之適。車馬玩好爲心性之適。則吾之性必由怠而頹。由頹而靡。由靡而昧。由昧而惑已。此宴安鴆毒之所以不可懷也。茲將性之適者與夫非適。晰分而詳述之。

（甲）功養類。

（一）內省類。　天地與吾身均也。故其受烝之初。無非洪荒而已。及乎生物形質備。而後靈性始露布於象界也。既流露象界。所謂聲音笑貌。喜怒哀樂。皆隨好惡之性出已。是以論大醫者。必先求宜。求宜者。必先論功養。言功養者。必先言靜。言靜者。必先內省。內省不疚。斯無惑性之害。而性無不適已。夫所謂內者。非藏府之謂也。以烝有先後之分也。省者非僅據病勢而言也。凡日用尋常。苟一不慎。則冲天之浪。將起於涓涓滴水。燎原之火。必發於星星點炎。此烝所以有先後。而道必在於細微也。今者內以適其心。外以適其身。驕奢淫佚。放僻邪侈。縱欲敗度。貪得亂德。而曰吾性由此適已。是何異欲阜之高而掘基土也。幾何其不見其傾也。故適性講內省者。必從正心而言也。心正則靜。靜則斯無邪慝。苟無邪慝。則舉凡幻界之利欲。皆無由而惑已。心不惑者性必適。適性而後身外之身。性中之性。無弗從功養得來。剏曰藏府之一細部。而疾病又焉能爲害也哉。

(二)外喩類。　水月喩性。故靜定。圓明之謂也。夫水清月明。清者靜而明者定。然後各適其適已。天空而靜。故能化育萬物。其性靈也。靈爲萬變之根。其動也不汚於私。其靜也不流於枯。不汚於私曰清。不流於枯曰明。清明之靈充。而後烝化氣運。無弗各得其適已。夫莊子以鯤鵬喻性。而子思子以魚鳶喻性。皆因其適而養其性。故性有不清者乎明者乎。清明之靈。寓乎吾心。施乎吾身。應乎萬有。而人我主賓之間。皆得其適已。故忠恕違道不遠者。卽能盡已而後可以及人也。盡己曰清。及人曰明。是以受於天者曰性。賦而善養者曰靈。適性卽所以全天。養靈卽所以合虛。全天合虛。雖處煩腦之塲。猶清涼之境也。故曰天道不言而萬物化。地道不言而萬形成。人道不言而萬靈孕。何者。天無爲。宮度不移。地無爲。景境不遷。人無爲。形神不疲。不移性虛。不遷性明。不疲性固。性靈固守。而後何有疾病侵乎藏府。此所以清明而性虛。水月之喻。不其然乎。

(三)省獨類。　性之適者。莫若淡漠。淡者清而漠者空。清烝在天。而萬靈含孕。此清空所以爲省獨之基也故愼獨不愧屋漏。而後性無不適已。惟灝灝之天。悠悠之靈。人觸之而寓靈。物觸之而成形。性觸之而成明。性所以明者虛也。虛已而物懷。夫然後不惑於欲。不蔽於私。不偏於執。不流於枯也。故醫者之論病也。動曰病從口入。是言誠是。惜乎知其一未知其二也。殊特之病。有所自者。非僅從口入者。惟然而從口出者。亦何莫非病。他如日用飲食動容周旋之際。病皆可乘隙而入也。是以言過厲者肝病已。色過冷者腎受病。行過急者心受病。目過視者脾受病。禮過煩者肺受病。既云病已。而性安得所謂適者。故動而有節。言而不苟。處憂患若順適。非具絕大鎭靜淡漠者。孰克以語斯哉。故曰勿貪於爭。

好爭必傾。勿言於私。欲私卽疾。疾至則身危心哀。心哀身危者。要皆動妄亢急之患而得也。吁。靜恬之功。惟平易而後可造於適境耳。

(乙)認源類。

(一)忍類。 烝之厚薄。由於天運。氣之化育。由於默造。性之良弱。由於天賦。情之善惡。由於忍否。故性情在合。則曰情發乎性者也。性情在分。則曰性天也。情人也。天性人情之間。而厚薄化育良弱忍否寓已。夫靜者性而動者情。性具素初之烝。情則妄躁之氣耳。故識其本來。何者非空。認得源頭。何不可忍。惟忍者而後烝輸於自然。氣運於默靜。性全於天。情藏於空無已。蓋智慧愚魯。雖曰天賦者强弱有別。然道在人心。幾希之判。故上德不德。以無爲而化。斯能全性以適情。下德論德。以德刑並施。而禮煩已。事繁已。以有爲而治。而情生性不適己。是善養生者必先養性。養性者必先制情。制情者必先有忍。有忍者必先有容。虛懷若谷。而後性天得懷其初。情海之波斯恬靜已。夫情之動也。其機發於微。其至也則不可收拾矣。貪一錢者。億萬如之。爭小名者。廣譽如之。小不忍者。大亂起已。一言出已。大政惑矣。此涓涓之滴。所以能為遏天之浪也。是有容者庶乎無牽無罣。而後吾性不為情移。吾情不為欲發。疾病瘳已。又何湯液醪醴之可言也。噫。忍之時義大矣哉。

（二）涵類。　性蘊則靈。涵則明。靈明則涵養之功著已。故善養性者。恬以適之。和以全之。淡以守之。虛以明之。漠以保之。靜以固之。謙以涵之。夫然後身心不沴。性命不偏。而養生之道備已。蓋性於心也。爲車輔。命於身也爲唇齒。輔折則車覆。唇竭則齒寒。性惑命失。而身心將安有依。故動之虛玄。靜之凝默。守之正固。走之圓覺。舍夫涵育。則性也必染於習。命也必失於欲。身也必墜於疲。心也必流於偏。四難並至。則所謂適者。將移而爲惑已。是以樂不可極。極則成悲。陽不可亢。亢極悔生。悲哀悔咎。則虛靈之性。皆流於欲境已。故曰天地無私化。至人無私惠。私化私惠。而爭端起已。此君子所以不以養人者害人也。施善者以惠。而曰吾性適已。其所以謂適者。名也。施惡者以惠。而曰吾性適已。其所以謂適者。懼也。一名一懼。皆非正也。何者。心有所顧。而不得其正也。心不得其正。則心疾已。由心而肺傳。由肺而肝傳。由肝而脾傳。由脾而腎傳。五藏相週而府至已。至於府者。由炁而氣。氣炁俱病。命先失矣。命失性亡。彼之所謂涵育者。將徒爲勞拙之憂已。吁。性之適者。無靈不空。無虛不凝。而後淡恬平愉。無非有若無實若虛之性天已。又安有涵之可言。亦無所用其涵也。
（三）育中類。　中和之氣。弗育弗凝。凝而後靈。靈育則性中之天。無不洋洋灑灑已。
夫所謂中者。守之謂也。守其虛靜。則性無爭境已。爭去則寂。寂定則空。空其所空。而後幻界相界輪界皆脫已。故適性之要。首重去識。妄識消除。妄念靜已。是性中之育。在寂之外。而非純用枯滅也。虎在山天性自適。居之以櫝柙。食之以糜肉。而不能期年生者。其天喪也。鳥在林而性自適。居之以雕籠。食之以玉食。而不能終日語者。其性失也。人恬淡而性自適。居之以棟宇。食之以八珍。而不能終其天年者。其識亂也。喪其天者。必殛其身。失其性者。必惑其命。亂其識者。必斵其生。故曰。魚不可脫於淵。此性之所以適者。適於自然也。若夫伯樂善治馬。而曰馬得其適矣。是何異脫山林之樂。而入狴牢之苦也。何者。彼不作偭。則治馬者衆已。何有乎馬亡之患。蓋馬性本以山野爲性。而處之以槽廐。食之以束芻。前有鞭筴之威。後有夾骨之刑。而馬之天喪已。彼喪物之天。即自喪其天已。彼失物之性。即自失其性已。彼亂物之識。即自亂其識已。自喪其天者。中有損矣。自失其性者。中有惑矣。自亂其識者。中有妄矣。損於中者。性遁而藏府死矣。惑於中者而藏府蔽矣。妄於中者而藏府失矣。嗚呼性盡則命正。性見則神明。性虛則靈凝。識此三者。則內修外行。無弗得其適已。而沴厲又何自來乎。愼夫。

第四節　和味。

天地之道。淡漠而已。何有甘苦之分哉。及乎玄黃判而物質成。於是以水穀生活。當是時也。茹毛飲血之候。而五穀未生也。亦何有乎味。迨文化日進。氣元初泄。淡漠亡而五味始出。人由是味而疾病叢生已。故因味而病者。必以味而療之。此味之所以必有和也。茲晰分之。

(甲)陽和類。

(一)辛類。　味之辛者。秉西方金天之氣。其胎元則始系於土。土藏陽火之精。相蒸相化。而金生焉。金主肅殺。外嚴而內溫。故太陽受病。由膀胱小腸之熱度。上接脊背腦海風府之風寒。而傷於風者。傷於寒者。因是而起已。風寒之來。多由於虛氣化虛邪。邪熱凝寒。而後惡寒頭痛身熱。或四肢無力。或嘔逆心煩。種種現象。皆發露於外矣。其傳經者。當作例外治。其不傳經者。則非辛以散之。甘以實之。淡以清之。不克以驅此虛邪也。是辛爲君。而甘淡爲佐爲使也。何者。病於寒者。非由於食卽由於虛。病於風者。非由於燥卽由於濕。故曰。秋不藏精。冬傷於寒。冬不藏精。春必病溫。此桂之辛所以主於寒。而麻之辛所以主於溫也。若乃徒風不寒。則麻不能輕施。徒溫不寒。

則桂又奚能妄散。風寒兼乘。而後桂麻之力可同其功也。此味之不可不和不可不慎也如是。所以然者。不溺於色者必不病溫。不傷於味者必不病寒。苟能淡漠處乎吾身。則吾身與天地均也。又何用乎麻桂草木之味。以理乎吾身也哉。

(二)鹹類。　太陽相對者曰少陰。少陰之受病。每由於氣不充足。氣不充者。味苦於甘。稼穡作甘。甘屬土。土制水而氣不充已。

故氣之化也。少陰由質合神。而精固已。若夫病之受也。不戒於欲。不節於勞。戒節不愼。而後病斯作已。故曰。鹹以滋之。滋其邪枯。則火無妄發之弊。而肺不受制已。此子復母仇之說之由來已。故經曰春不藏精。秋必咳瘧。蓋言春木正盛。木生火。少有不愼。心邪妄熾。而腎水枯已。腎水之本曰始於肺金。缾罄而來源有繼之者鮮已。是以君子節其身而後動。戒其心而後安。安其心者。手足之少陰。和合既濟。而無虧損之害已。故味者所以補未及也。氣有不及。而味以補之。此鹹爲先天純玄之精。而爲滋養之首也。

（三）甘類。　土厚而育。此萬質之所由生也。生極而尅。尅則制。制而從化。此囫圇一胞中生生不已。循環始終。終始各具其本末。而後六合之間。物物成其消息也。故嗜於甘者。其性多滯。其經多躁。以其秉火精而出。物質所受之烝。所化之氣。秉本使然也。陽明受病。中氣先滯。萬物之中。土爲之本。萬絡之系。胃居其始。此先天以壬癸之精爲本。而後天以戊已從化爲主也。若夫甘過嗜者。其中鬱已。過餒者。中氣損已。鬱則攻利爲標本。損則充固爲主體。標本定。而後其來自者。無弗探其源已。主體立。而後精氣之化。無弗凝其神已。故陽明之病也。甘味爲主。而苦淡又佐之已。何者。甘溫寒悉具。而苦則寒。溫寒適宜。而淡平佐調。而後生氣之主。於是乎由生而化。而成己成物之功。盡在甘和澹如之中矣。

(乙)適經類。

(一)酸類。

酸爲東方木精。於藏曰肝。於性曰嗇。於味曰寒極。兼澀吝之氣。故其經曰厥陰。厥陰之經。相對者曰少陽。肝經爲血源。其合於氣也則在胆。肝胆相合者。則氣化而平。肝胆相悖者。則氣鬱而滯。肝主收藏。滯之過也則嗇則澀。放也則萎則竭。是以肝假胆合。而後病無由而入已。婦人之病。每每在肝者。嗇澀過當故也。分陰分陽。乾坤以定。此酸之所以生生之終。尅化之始也。何以知其然也。酸系出於木。而祖孫於金。金不斂而木不生已。此厥陰受病無實症。而其治也。酸爲君。甘爲臣。辛鹹爲其佐使已。蓋腎氣充者。肝邪不妄熾。胃氣厚者。肝炎不妄動。肺氣潤者。肝風不妄乘。

此即寒則用其寒。溫則利其溫。寒溫之間有虛實。熱度得其平。寒度得其溫。而後酸斂之中。寓乎放和。則燥濕之蒸化。弗傷於厥陰已。吁。盛氣平一語。誠厥陰之妙劑妙味。吾人何不克省而自戒也哉。

（二）苦類。炎上作苦。苦得眞水之精。其系出於木。木生火。木之出於水時。眞脉次第擴化。流於火時。而炎上之性其味苦矣。苦性寒。主於心。心爲離象。外文明而內虛。

故外熱而內寒也。心受病最易。以其人欲龐雜。皆騷然於心也。故五蘊之所系者。皆系於心。六欲之所染者。皆染於心。七情之所牽者。皆牽於心。是以心有所動。而病卽乘而入矣。故苦者在藥味性主寒。在世味性主儉。清涼境界。煩惱自除。此寒所以醫乎心也。樸厚美俗。奢侈消滅。此儉之所以亦醫乎心也。若乃心思技巧。則脾病生已。心思聲色。則腎病生已。心思鬬很。則肝病生已。心思甘旨。則肺病生已。之數者。皆縱逸其心而不讓乎苦味之美者也。彼能思夫苦口之味。非特利於病。兼利乎性命。能利乎性命。則知儉德之共也。侈惡之大也。而後吾身之所來自者。皆寓乎心。又何苦之可言哉。

(三)均適類。　君子之道費而隱。行乎其素。無往而不自適也。故辨方正位。指中人而言也。智者不惑。何地非方。何地非位。素乎貴行乎貴。素乎賤行乎賤。卽大醫之妙諦。又何云乎方位。中人以下。不識不知。渾渾噩噩。無中人之啓竇。亦無所用其方位也。惟是中人之資。小有技能。作僞日拙。可與爲善。可與爲惡。得乎乘旨。志意罔堅。而十暴一寒之疾生已。療其疾者。以方位正之。禮義節之。道德循之。法度濟之。庶乎少有所忌憚也。彼其心也。以爲無方可適。無位可適。勞心役形。而病作已。是何以故。是心未能守其素也。能守其素者。則物類皆胞與也。不戕物類之生。則我生亦不自戕。何在而非適也。又何宮度之吉凶。聲色之美惡。味氣之和戾。經絡之舒滯哉。於及時也。飄飄乎不仙而仙。逍遙乎不化而化。有何壽夭窮通之境。生老病死之域哉。吁。沉沉輪界。茫茫瀛寰。能識醫宗之玄。而得勿藥之旨者。幾人也耶。

孫氏曰。醫之正宗。不外養神和氣而已。神氣相凝。

靈充自寓。知幾其神。不俟終日。而後物欲之惑我者。我自不惑已。是非醫之正宗乎。思邈氏謹識。

醫經秘錄第四卷終

大元書局教學DVD、隨身碟

教學DVD	課程書名	作者	定價
9001	傳統醫學與掌相（12 片）	張法涵／主講	6000 元
9002	實用陽宅初中階（12 片）	陳國楨／主講	6000 元
9003	占驗八字推命學（33 片）	陳啟銓／主講	15000 元
9004	風水與巒頭心法（10 片）	陳啟銓／主講	6000 元
9005	梅花易數教學課程（9 片）	陳啟銓／主講	3800 元
9006	六十甲子論命術（11 片）	陳宥潞／主講	6000 元
9007	活學活用易經 64 卦（36 片）	黃輝石／主講	特價 9000 元
9008	陽宅風水影音課程全集（124 堂，隨身碟版）	大漢／主講	特價 6000 元
9010	占卦玄學影音課程全集（147 堂，隨身碟版）	大漢／主講	特價 6000 元
9011	閭仙派符籙基礎班（9 堂，隨身碟版）	玄光上人／主講	6800 元
9012	閭仙派符籙高級班（10 堂，隨身碟版）	玄光上人／主講	8800 元
9013	閭仙派符籙職業班（12 堂，隨身碟版）	玄光上人／主講	9800 元
9014	收驚、收煞、改運法班（5 堂，隨身碟版）	玄光上人／主講	6800 元
9015	神獸、法器、開光、化煞班（8 堂，隨身碟版）	玄光上人／主講	7800 元
9016	神佛開光點眼、安公媽（9 堂，隨身碟版）	玄光上人／主講	8800 元
9017	動土開工祭解班（8 堂，隨身碟版）	玄光上人／主講	7800 元
9018	玄光面相學初中高（11 堂，隨身碟版）	玄光上人／主講	10000 元
9019	玄光面相學職業班（8 堂，隨身碟版）	玄光上人／主講	8800 元
9020	玄光面相學執業班（8 堂，隨身碟版）	玄光上人／主講	8800 元
9021	玄光手相學初中級班（8 堂，隨身碟版）	玄光上人／主講	6800 元
9022	玄光手相學高級班（8 堂，隨身碟版）	玄光上人／主講	7800 元
9023	玄光手相學職業班（8 堂，隨身碟版）	玄光上人／主講	8800 元
9024	三合派與形家風水會通（8 片）	於光泰／主講	7000 元
9025	梁湘潤八字大破譯（原名：梁學八字大破譯）（21 堂，隨身碟版）	於光泰／主講	9000 元
9026	梁湘潤陽宅內局大解碼（原名：梁學陽宅內局大解碼）（8 堂，隨身碟版）	於光泰／主講	6000 元
9027	梁湘潤八字基礎整合課程（原名：梁學八字基礎整合課程）（15 堂，隨身碟版）	於光泰／主講	8000 元
9028	於光泰擇日會通（10 堂，隨身碟版）	於光泰／主講	7000 元
9029	天魁夫人斗數教學課程（96 堂，隨身碟版）	天魁夫人／主講	35000 元
9030	梁湘潤流年法典大解碼（10 堂，隨身碟版）	於光泰／主講	7000 元
9031	黃家騁占星種子課程（60 堂，隨身碟版）	黃家騁／主講	30000 元

郵購 8 折，特價品不再打折

大元書局：108 台北市萬華區南寧路 35 號 1 樓
電話：02-23087171　0934-008755　Line 的 ID: aia. w 16888
郵政劃撥 19634769 大元書局帳戶，或轉帳郵局（代碼 700）帳號 00012710676106 顏國民帳戶，再 Line 或手機簡訊告知姓名地址電話，免郵資及處理費。

命理叢書	作者	定價
術數文化與宗教	鄭志明等	300
天星擇日會通	白漢忠	400
七政四餘快易通	白漢忠	300
八字占星與中醫	白漢忠	350
祿命法論命術（B5開本）	郭先機	2500
考試文昌必勝大全	余雪鴻等	300
易算與彩票選碼	郭俊義	380
歷代帝王名臣命譜	韓雨墨	480
八字經典命譜詩評	韓雨墨	480
安神位安公媽開運大法	黃春霖等	400
最新八字命譜總覽(上下冊)	韓雨墨	1200
韓雨墨相典	韓雨墨	600
命理傳燈錄	顏兆鴻	400
現代名人面相八字	韓雨墨	600
大衍索隱與易卦圖陣蠡窺	孟昭瑋	500
鄭氏易譜	鄭時達	500
男命女命前定數	顏兆鴻	400
命理傳燈續錄	顏兆鴻	400
曆書(上下冊)	陳怡魁	1500
華山希夷飛星棋譜秘傳	吳慕亮	1500
現代圖解易經講義(B5開本)	紫陽居士	1200
易學與醫學	黃家騁	600
樂透開運必勝大全	顏兆鴻	300
天機大要・董公選	申泰三	300
姓氏探源	吳慕亮	500
測字姓名學	吳慕亮	500
六書姓名學	吳慕亮	800
八字推論	林進興	400
六十甲子論命術	陳宥潞	600
天星斗數學	陳怡魁	400
正宗最新小孔明姓名學	小孔明	400
高級擇日全書	陳怡誠	600
奇門遁甲擇日學	陳怡誠	600
實用三合擇日學	陳怡誠	700
三元日課格局詳解	陳怡誠	900
實用三元擇日學(上中下)	陳怡誠	2500
茶道與易道	黃來鎰	300
十二生肖名人八字解碼	韓雨墨・羅德	300
周易64卦詮釋及占卜實務	陳漢聲	400
八字十二宮推論	翁秀花	500
三世相法大全集	袁天罡	500
小子說易	小子	300
研究太陽星座的第一本書	黃家騁	400
研究月亮星座的第一本書	黃家騁	400
韓雨墨萬年曆	韓雨墨	400
皇極經世・太乙神數圖解	黃家騁	700
易學提要	黃家騁	600
十八飛星策天紫微斗數全集精鈔本	陳希夷	600
研究上升星座的第一本書	黃家騁	600
占星運用要訣	白漢忠	300
增補道藏紫微斗數	黃家騁	500
增補中西星要	倪月培	800
研究金星星座的第一本書	黃家騁	500
面相男權寶鑑	林吉成	500
面相女權寶鑑	林吉成	500
相理觀商機合訂本	林吉成	500
災凶厄難大圖鑑	林吉成	400
男氣色大全	林吉成	500
女氣色大全	林吉成	500
婚姻與創業之成敗(上下冊)	林吉成	1000
小子解易	小子	500

編號	命理叢書	作者	定價
1068	十二星座人相學	黃家騁	500
1069	九宮數愛情學	謝宏茂	350
1070	東方人相與女相	黃家騁	500
1071	八字必讀3000句	潘強華	500
1072	九宮數財運學	謝宏茂	350
1073	增補洪範易知	黃家騁	700
1074	風鑑啟悟(上下)	吳慕亮	1500
1075	占卜求財靈動數	顏兆鴻	300
1076	盲派算命秘術	劉威吾	400
1077	研究占星學的第一本書	黃家騁	600
1078	皇極大數・易學集成	黃家騁	700
1079	易經管理學	丁潤生	600
1080	九宮數行銷管理學	謝宏茂	350
1081	盲派算命金鉗訣	劉威吾	400
1083	盲派算命深造	劉威吾	400
1084	盲派算命高段秘卷	劉威吾	400
1085	周易通鑑(4巨冊)	吳慕亮	3200
1087	盲派算命藏經秘卷	劉威吾	400
1089	周易卦爻闡微	黃來鎰	800
1091	盲派算命母法秘傳	劉威吾	400
1092	命理入門與命譜詩評	韓雨墨	400
1093	五行精紀新編	廖中 郭先機	1200
1095	盲派算命獨門秘笈	劉威吾	400
1096	盲派算命流星奧語	劉威吾	400
1097	增廣切夢刀	丁成勳	700
1098	命理易知新編	黃家騁編	500
1099	增補用神精華	王心田	600
1102	天文干支萬年曆	黃家騁編	800
1103	盲派算命一言九鼎	劉威吾	400
1104	盲派算命實務集成	劉威吾	400
1108	奇門秘竅遁甲演義符應經	甘時望等	600
1109	六柱十二字推命法	文衡富	500
1110	周易演義	紀有奎	300
1111	民間算命實務精典	劉威吾	500
1112	神臺・孔廟之探索(4巨冊)	吳慕亮	2800
1113	天文星曆表(上下冊)	黃家騁編著	2000
1114	民間算命實務寶典	劉威吾	500
1115	陳怡魁開運學	陳怡魁	800
1116	周易兩讀	李楷林	250
1117	增補周易兩讀	黃家騁編	600
1118	書經破譯	黃家騁編	700
1119	增補乙巳占	黃家騁增補	800
1120	增校周易本義	黃家騁增校	700
1121	命宮星座人相學	黃家騁編著	550
1122	命運的變奏曲	邱秋美	350
1123	六爻神卦推運法	文衡富	500
1124	星海詞林(六冊，平裝普及版)	黃家騁增校	6000
1125	占星初體驗	謝之迪	300
1126	博思心靈易經占卜	邱秋美	300
1127	周易演義續集	紀有奎	700
1128	予凡易經八字姓名學	林予凡	350
1129	六爻文字學開運法	文衡富	500
1130	來因宮與紫微斗數144訣	吳中誠・邱秋美	500
1131	予凡八字轉運站	林予凡	500
1132	節氣朔望弦及日月食表	潘強華	500
1133	紫微破迷	無塵居士	350
1134	陳怡魁食物改運	陳怡魁	300
1135	陳怡魁卜筮改運	陳怡魁	300
1136	八字宮星精論	林永裕	500
1137	易經星象學精要(A4，上下冊)	黃家騁編著	4000
1138	周易本義註解與應用，附米卦沖犯秘本	柯一男	400

大元書局出版叢書目錄

108 台北市萬華區南寧路 35 號 1 樓 訂購專線 02-23087171 手機 0934008755 N

編號	命理叢書	作者	定價
1139	彩色圖解命理大全	廖尉掬	800
1140	大六壬占卜解碼	李長春	1000

編號	堪輿叢書	作者	定價
2001	陽宅改局實證	翁秀花	360
2002	陳怡魁風水改運成功學	陳怡魁	350
2003	陽宅學(上下冊)	陳怡魁	1200
2004	廿四山放水法、宅長煞與天賊煞	李建築	300
2005	地氣與採氣秘笈	韓雨墨	450
2006	陽宅生基 512 套範例	韓雨墨	300
2007	台灣風水集錦	韓雨墨	300
2010	增校羅經解	吳天洪	300
2011	地理末學	紀大奎	600
2014	萬年通用風水佈局	潘強華	800
2015	三合法地理秘旨全書	陳怡誠	1000
2016	三元六十四卦用爻法	陳怡誠	500
2017	三元地理六十四卦運用	陳怡誠	600
2018	三元地理連山歸藏	陳怡誠	600
2019	三元地理明師盤線秘旨	陳怡誠	500
2020	玄空九星地理學	陳怡誠	400
2021	九星法地理秘旨全書	陳怡誠	500
2022	無意心神巒龍法流	戴仁	300
2023	堪輿鐵盞燈	戴仁	300
2024	南洋尋龍（彩色）	林進興	800
2025	地理辨正秘傳補述	黃家騁	600
2026	風水正訣與斷驗	黃家騁	500
2027	正宗開運陽宅學	黃家騁	500
2028	永樂大典風水珍鈔補述	黃家騁	700
2029	三元玄空挨星破譯	許秉膺	500
2030	形巒龍穴大法	余勝唐	500
2031	玄空六法些子真訣	余勝唐	400
2032	玄空秘旨註解	梁正卿	300
2033	中國帝王風水學	黃家騁編著	800
2034	玄空大卦些子法真訣	余勝唐	400
2035	生存風水學	陳怡魁論著	500
2036	形家長眼法陰宅大全	劉威吾	500
2037	形家長眼法陽宅大全	劉威吾	500
2038	住宅生態環境精典	謝之迪	350
2039	象界風水與易經	白閣材．白昇永	600

編號	生活叢書	作者	定價
3001	Day Trader 匯市勝訣	賴峰亮	300
3002	匯市勝訣 2	賴峰亮	350

編號	養生叢書	作者	定價
5001	仙家修養大法	韓雨墨	500
5002	醫海探賾總覽(上下冊)	吳慕亮	180
5003	圖解經穴學	陳怡魁	600
5004	健康指壓與腳相	編輯部	400
5005	千古靜坐秘笈	韓雨墨	450
5006	傷寒明理論	成無己	400
5007	千金寶要	郭思	300
5008	脈經	王叔和	400
5009	人體生命節律	黃家騁編著	500
5010	達摩拳術服氣圖說	黃家騁編著	550
5011	十二星座養生學	黃家騁編著	600
5012	葉天士臨證指南醫案	葉天士著	50
5013	古今名醫臨證醫案	白漢忠編著	300
5014	華陀仙翁秘方	本社輯	10

編號	宗教叢書	作者	定
6001	宗教與民俗醫療	鄭志明	35
6002	宗教的醫療觀與生命教育	鄭志明	35
6003	宗教組織的發展趨勢	鄭志明	35
6004	台灣傳統信仰的鬼神崇拜	鄭志明	35
6005	台灣傳統信仰的宗教詮釋	鄭志明	35
6006	宗教神話與崇拜的起源	鄭志明	35
6007	宗教神話與巫術儀式	鄭志明	35
6008	宗教的生命關懷	鄭志明	35
6009	宗教思潮與對話	鄭志明	35
6010	傳統宗教的傳播	鄭志明	35
6011	宗教與生命教育	鄭志明等	30
6012	台灣靈乩的宗教型態	鄭志明	30
6013	從陽宅學說談婚配理論	鄭志明	30
6014	佛教臨終關懷社會功能性	鄭志明	30
6015	「雜阿含經」的瞻病關懷	鄭志明	30
6016	台灣宗教社會觀察	吳惠巧	25
6017	印度六派哲學	孫　晶	40

宗教叢書	作者	定價
原典叢書	**作者**	**定價**
儒學必讀七經：「語孟孝易詩書禮」原典大全	夢溪老人	500
大學用書	**作者**	**定價**
人與宗教	吳惠巧	400
政治學新論	吳惠巧	400
公共行政學導論	吳惠巧	450
社會問題分析	吳惠巧	450
都市規劃與區域發展	吳惠巧	650
政府與企業導論	吳惠巧	700
文學叢書	**作者**	**定價**
殺狗仙講古	殺狗仙	400
讀寫說教半生情	李蓬齡	300
暴怒中國	福來臨	300
文創叢書	**作者**	**定價**
給亞亞的信(小說)	馬彧彬	300
棲鳥(小說)	吳威邑	300
宰日(小說)	吳威邑	300
石頭的詩(詩)	姚詩聰	300
阿魚的鄉思組曲(散文)	顏國民	300
黑爪(小說)	吳威邑	400
紅皮(小說)	吳威邑	400
通向火光的雪地(小說)	文西	350
鐘聲再響——我在慕光的日子(散文)	曾慶昌	200
呼日勒的自行車(小說)	何君華	300
一生懸命(小說)	吳威邑	400
我的臉書文章(散文)	王建裕	300
阿魚隨想集(散文)	顏國民	380
臺灣紀行：大陸女孩在臺灣	董玥	300
九天講古與湘夫人文集	顏湘芬	300
西窗抒懷(散文)	王建裕	350
凡塵悲歌(小說)	陳長慶	250
四季花海(詩)	黃其海	350
筆虹吟曲(散文)	王建裕	300

編號	教學DVD	作者	定價
9001	傳統醫學與掌相（12 片）	張法涵	6000
9002	實用陽宅初中階（12 片）	陳國楨	6000
9003	占驗八字推命學（33 堂，隨身碟）	陳啟銓	15000
9004	風水與巒頭心法 （10 堂，隨身碟）	陳啟銓	6000
9005	梅花易數教學課程（9 堂，隨身碟）	陳啟銓	3800
9006	六十甲子論命術(11 片)	陳宥潞	6000
9007	活學活用易經 64 卦（36 片）	黃輝石	9000
9008	陽宅風水影音課程全集(124 堂，4 片)	大漢	特 6000
9009	命相姓名影音課程全集(147 堂，4 片)	大漢	絕版
9010	占卦玄學影音課程全集(147 堂，4 片)	大漢	特 6000
9011	閭仙派符籙基礎班(9 堂，隨身碟)	玄光上人	6800
9012	閭仙派符籙高級班(10 堂，隨身碟)	玄光上人	8800
9013	閭仙派符籙職業班(12 堂，隨身碟)	玄光上人	9800
9014	收驚、收煞、改運法班(5 堂，隨身碟)	玄光上人	6800
9015	神獸、法器、開光、化煞班(8 堂，隨身碟)	玄光上人	7800
9016	神佛開光點眼、安公媽(9 堂，隨身碟)	玄光上人	8800
9017	動土開工祭解班(8 堂，隨身碟)	玄光上人	7800
9018	玄光面相學初中高(11 堂，隨身碟)	玄光上人	10000
9019	玄光面相學職業班(8 堂，隨身碟)	玄光上人	8800
9020	玄光面相學執業班(8 堂，隨身碟)	玄光上人	8800
9021	玄光手相學初中級班(8 堂，隨身碟)	玄光上人	6800
9022	玄光手相學高級班(8 堂，隨身碟)	玄光上人	7800
9023	玄光手相學職業班(8 堂，隨身碟)	玄光上人	8800
9024	三合派與形家風水會通(8 堂，隨身碟)	於光泰	7000
9025	梁湘潤八字大破譯(21 堂，隨身碟)	於光泰	9000
9026	梁湘潤陽宅內局大解碼(8 堂，隨身碟)	於光泰	6000
9027	梁湘潤八字基礎整合課程(15 堂，隨身碟版)	於光泰	8000
9028	於光泰擇日會通課程(10 堂，隨身碟版)	於光泰	7000
9029	天魁夫人斗數教學課程(96 堂，隨身碟版)	天魁夫人	35000
9030	梁湘潤八字流年法典課程(10 堂，隨身碟版)	於光泰	7000
9031	黃家騁占星學種子課程(60 堂，隨身碟版)	黃家騁	30000

編號	教學DVD	作者	定價
9001	傳統醫學與掌相（12 片）	張法涵	6000
9002	實用陽宅初中階（12 片）	陳國楨	6000
9003	占驗八字推命學（33 堂，隨身碟）	陳啟銓	15000
9004	風水與巒頭心法 （10 堂，隨身碟）	陳啟銓	6000
9005	梅花易數教學課程（9 堂，隨身碟）	陳啟銓	3800
9006	六十甲子論命術(11 片)	陳宥潞	6000

編號	羅盤	作者	定價
B001	星象家開運羅盤 8 吋 6 綜合盤	大元	8600
B002	星象家開運羅盤 7 吋 2 綜合盤	大元	7200
B003	星象家開運羅盤 6 吋 2 綜合盤	大元	6200
B004	星象家開運羅盤 5 吋 2 綜合盤	大元	5200
B005	星象家開運羅盤 3 吋 2 綜合盤	大元	3200

國家圖書館出版品預行編目(CIP)資料

醫經秘錄　　華陀／著

大元書局，2025年5月　初版. 台北市
414面； 21×14.7公分. ----(養生叢書5015)
ISBN 978-626-99282-4-8 (平裝)

1. 醫經　2. 中醫典籍

413.1　　114007107

養生叢書5015

醫經秘錄

作者／華陀
出版／大元書局
發行人／顏國民
地址／10851台北市萬華區南寧路35號1樓
電話／（02）23087171，傳真：(02)23080055
郵政劃撥帳號19634769大元書局
網址／www.life16888.com.tw
E-mail／aia.w168@msa.hinet.net
總經銷／旭昇圖書有限公司
地址／235新北市中和區中山路二段352號2樓
電話／(02)22451480　傳真／(02)22451479
定價／400元
初版／2025年6月

ISBN 978-626-99282-4-8　(平裝)